УПРАЖНЕНИЯ ДЛЯ УВЕЛИЧЕНИЯ ГРУДИ

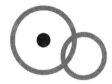

ЕКАТЕРИНА СМИРНОВА

УПРАЖНЕНИЯ ДЛЯ УВЕЛИЧЕНИЯ ГРУДИ

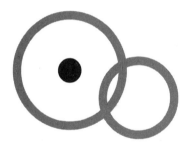

эксмо
Москва

УДК 615.8
ББК 53.54
С 50

Оформление серии *Петра Петрова*

Фото *Руслана Байбекова*

Модель *Виктория Зарубина*

Иллюстрации *Александры Алымовой*

Смирнова Е.
С 50 Упражнения для увеличения груди / Смирнова Екатерина. – М. : Эксмо, 2012. – 240 с. : ил.

ISBN 978-5-699-57773-6

Каждая женщина мечтает об упругой груди красивой формы. Еще несколько лет назад на вопрос «Можно ли увеличить грудь, не прибегая к операции, сомнительным добавкам и тренажерам?» ты бы получила отрицательный ответ. Однако теперь Екатерина Смирнова, известный врач и инструктор, создала свою собственную уникальную методику. Благодаря этой гимнастике ты получишь грудь желаемого размера без проблем и затрат. Кроме того, в процессе тренировки грудных мышц ты улучшишь свое здоровье, приобретешь дополнительную привлекательность и сексуальность, разовьешь мощный иммунитет против инфекций и раковых заболеваний и пр.

УДК 615.8
ББК 53.54

ISBN 978-5-699-57773-6

© Смирнова Е. А., текст, 2012
© Байбеков Р. Ш., фото, 2012
© Алымова А., иллюстрации, 2012
© Оформление. ООО «Издательство «Эксмо», 2012

Хочу выразить глубокую признательность своим ученицам, которые не устают посещать мои занятия. Особенно хочу поблагодарить Галину Бобрикову и Ирину Поплавскую за то, что они стали первыми ласточками и помогли рождению новой уникальной методики, которая в свою очередь поможет многим женщинам обрести желаемую форму груди без хирургических операций.

СОДЕРЖАНИЕ

От автора 10

Принцип аэрогимнастики 14

Об аэрогимнастике 18

Часть I
СТРОЕНИЕ ЖЕНСКОЙ ГРУДИ 31

Физиология женской груди 31

От чего зависит размер и форма груди 33

Естественный бюстгальтер 34

Гиподинамия 37

Лимфа 40

Посмотрим правде в глаза 43

Оздоровительный и эстетический эффект от комплекса аэрогимнастики 46

Противопоказания к занятиям! 47

Показания к занятиям! 48

Подготовка и рекомендации к аэрогимнастике 49

Что вам понадобится для занятий 50

Продолжительность занятий 50

Что происходит с мышцей и что вы можете чувствовать во время тренировки 51

Часть II
АЭРОГИМНАСТИКА ПО УВЕЛИЧЕНИЮ И КОРРЕКЦИИ ГРУДИ

Основные правила 53

ПЕРВЫЙ УРОВЕНЬ 60

Разминка 60
 «УТРО» 60
 «СВЕДЕНИЕ ЛОПАТОК — 1» 62
 1. Упражнение «МОЛИТВА» 65
 2. Упражнение «АЛМАЗ» 70
 3. Упражнение «ПЕТЛЯ» 73
 4. Упражнение «СИЛАЧ» 78
 5. Упражнение «ТАНЕЦ» 82
 6. Упражнение «БАБОЧКА» 86

ВТОРОЙ УРОВЕНЬ 91
 Разминка «ДОБРОЕ УТРО» 91
 «СВЕДЕНИЕ ЛОПАТОК — 2» 96
 1. Упражнение «БЕРЕЗКА» 98
 2. Упражнение «САРАНЧА» 101
 3. Упражнение «МЯЧИК» 103
 4. Упражнение «ПЛОВЕЦ» 108
 5. Упражнение «СВОДКА» 116
 6. Упражнение «КТО КОГО» 120
 7. Упражнение «ОБЪЯТИЯ» 122
 8. Упражнение «ВЕНЕЦ» 126
 9. Упражнение «ДАВИЛКА» 128

Часть III
УПРАЖНЕНИЯ ДЛЯ КОРРЕКЦИИ ОСАНКИ 133
 1. Упражнение «ВВЕРХ» 135
 2. Упражнение «ЛОПАТКИ» 136
 3. Упражнение «НАКЛОН» 137
 4. Упражнение «ВЫГИБАНИЕ» 138
 5. Упражнение «ЛОДОЧКА» 139
 6. Упражнение «КОШКА» 140

Часть IV
САМОМАССАЖ ГРУДИ ... 143
Поглаживание ... 146
Растирание ... 156
Разминание ... 166
Вибрация ... 174
Вспомогательные приемы разминания ... 176

Антиперспирант — опасен ... 178
Самообследование молочных желез ... 183

Часть VI
ПРАВИЛЬНОЕ ПИТАНИЕ ... 186
Правило № 1. Чистим язык ... 188
Правило № 2. Наводим чистоту в кишечнике ... 190
Правило № 3. Убрать из рациона вредные продукты ... 192
Правило № 4. Оливковое масло натощак — для пышности груди ... 193
Витамины ... 194

Заключение ... 218
Алфавитный указатель ... 219

От автора

Начнем с того, что все женщины хотят иметь привлекательную грудь. Так что же это такое — привлекательная грудь? Думаете, у каждого свой вкус? А вот и нет, большинство предпочитают грудь размером чуть больше среднего, упругой округлой формы.

Сначала заметное природное увеличение молочных желез происходит только во время полового созревания, во время беременности и лактации, а также перед менструацией. Причина увеличения груди вне этих состояний только одна — нарушение нормального гормонального фона, свидетельствующее, в лучшем случае, о дисбалансе, а в худшем — о наличии тяжелых эндокринных заболеваний. Без видимой причины грудь не может начать расти у взрослой женщины.

И все-таки существуют способы увеличения груди, которые можно условно разделить на:

- народные;
- косметические или БАДы;
- гимнастику и хирургические.

Попробуем разобраться и выбрать для себя самый лучший способ увеличения и коррекции груди во всех отношениях.

Народные способы — поражают воображение своей изобретательностью и нередко абсурдностью. Очень сложно себе представить, как употребление огромного количества капусты и моркови, регулярный прием травяных отваров, втирание в кожу груди всевозможных смесей на основе йода, горчицы, глины, меда помогают увеличить грудь. Воздействие на кожу груди — это еще можно согласиться, допустим, с помощью меда можно получить более мягкую гладкую кожу груди, а из-за йода или горчицы — термический ожог, который, возможно, вызовет новообразование в нежных тканях. Примочки, компрессы также сомнительны и небезопасны. А вот потребление большого количества свежих овощей, конечно, не увеличит грудь, но подействует благотворно на весь организм за счет содержания в них витаминов и минеральных веществ, которые, в свою очередь, поддержат эндокринную систему. Кроме этого, овощи содержат клетчатку, необходимую для очищения нашего организма от шлаков и токсинов. Так что рацион, богатый овощами, скорее будет помогать в комплексе увеличения и коррекции груди. Возьмем на заметку.

Косметические способы или БАДы — сюда можно отнести использование всевозможных кремов, гелей, «высокоэффективные сыворотки», лосьоны, маски, которые так убедительно обещают быстрый и надежный эффект. Неужели еще кто-то верит, что, втерев в грудь крем, она увеличится в размерах? Это же бред! Но, по крайней мере, это более или менее безопасно. А вот биологические активные добавки могут серьезно навредить женскому здоровью и сдвинуть гормональный фон. И если одни средства просто не действуют, то другие, которые содержат так называемые фитоэстрогены — растительные аналоги женских гормонов, — как минимум не изучены до конца, и поэтому проверять их на живом человеке небезопасно. И как может быть аналогом женских половых гормонов растение? Кроме средств, которые наносятся на кожу груди, смелые и предприимчивые производители дополняют «увеличивающие» комплексы капсулами и таблетками для приема внутрь. Разумеется, производители в рекламе убеждают, что таблетки действуют только местно, вызывая набухание молочных желез. Но послушайте, женщины милые, если что-то попадает нам в рот, то задействован весь организм, все его системы, органы, ткани и клеточки. Зачем так нагло врать, ведь многие далеки от медицины. И ладно, если от неизвестного гормона, который на этикетке будет скрываться под названием фитоэстроген, пострадает только фигура. А если будет серьезно задействована эндокринная система. То все, приехали. Пропив месяц такие таблетки, у вас появится возможность лечиться всю жизнь.

Хирургический метод — самый действенный. Вставили имплантанты, и у вас появилась грудь желаемого размера. Но маммопластика — операция непростая, спутниками которой являются волнение, страх, болевые ощущения, сомнения. Всегда остается риск послеоперационных осложнений — кровотечения, инфекции, серьезные воспалительные процессы. Частым осложнением после введения имплантантов является фиброз — различные уплотнения и деформация молочных желез. Совершенно естественно, что организм будет все время пытаться отторгать нежелательный предмет. Несмотря на пожизненную гарантию производителей имплантантов на свой продукт, хирурги с ними не согласны и настоятельно рекомендуют менять их каждые десять лет и постоянно проходить соответствующий осмотр на выявление возможных проблем.

Хорошенькое дело — каждые десять лет ложиться под нож хирурга. Звучит обнадеживающе! Кроме того, сам факт наличия инородного тела многих не устраивает, и совершенно правильно. Ведь какая бы форма ног у нас не была, мы же не отказываемся от них в пользу протезов. Может быть, сравнение довольно грубое, но это так. И искусственная грудь очень сильно отличается от естественной, живой. Женщинам с увеличенной хирургическим путем грудью рекомендуется избегать активных спортивных тренировок, где преобладают бег, прыжки, активные движения руками, повороты туловища, наклоны. Также не рекомендуется слишком активный секс. Так как во всех перечисленных выше случаях существует большой риск подвижности имплантантов и их смещения. Существует ряд строгих противопоказаний к маммопластике, таких как некомпенсированные заболевания щитовидной железы, сердечно-сосудистой системы, нервной системы, а также многие инфекционные заболевания. Кроме того, операция по увеличению груди потребует значительных материальных затрат, на этом не стоит экономить и дожидаться акций. С началом скидок как-то сразу падает уровень профессионализма и заинтересованность хирурга.

Гимнастика — специальные упражнения являются самым полезным и естественным способом добиться желаемого результата. Разумеется, с помощью тренировки невозможно увеличить размер груди с первого на пятый. Существуют разумные границы возможностей. Но получить увеличение на два размера, сочетая упражнения, направленные на развитие грудных мышц, с полноценной диетой, это уже реальность. Кроме того, в процессе тренировки грудных мышц вы оздоровите и весь организм, позитивно настроитесь на будущее. А что может быть лучше, когда гармония царит и в душе, и в теле. А что вы скажете, если я скажу, что существует гимнастика, разработанная специально для увеличения и коррекции груди? Регулярные нагрузки разработанной программы способны воплотить в жизнь замысел многих женщин, которые мечтают увеличить грудь, но боятся скальпеля хирурга. Единственное условие — придется немного потрудиться и попотеть.

Еще один способ — это ничего в себе не менять. Возможно, маленькая грудь — проблема, надуманная вами, а ваша привлекательность столь многогранна, что просто не нуждается в корректировке. Но хороший совет — попробуйте на себе гимнастику, приведенную мной в этой книге, и убедитесь, что она стоила немного вашего внимания и времени.

А теперь, дорогие мои женщины, наберитесь немножко терпения и позвольте мне объяснить, что же такого уникального таится в гимнастике, которую я вам предлагаю.

▶▶▶ ПРИНЦИП АЭРОГИМНАСТИКИ

Программу по увеличению и укреплению женской груди мы будем выполнять с помощью специальных упражнений, которые основаны на принципе избыточного содержания кислорода в тканях. Именно этот уникальный принцип позволит нам стремительно добиться значительного эффекта в увеличении и коррекции груди, а также значительно улучшит состояние тканей самой железы и кожи в области декольте и шеи. Упражнения будут выполняться вами на задержке дыхания. Зачем это нужно, спросите вы. Для накопления углекислого газа в крови. Возможно, вы сейчас делаете удивленные глаза и недоумеваете, при чем здесь углекислый газ, ведь только что говорили об избыточном количестве кислорода. Действительно, речь пойдет не о пользе кислорода, а пользе углекислого газа. И тут нет никакой путаницы, ведь именно углекислый газ заставит ваш организм впитывать кислород, как сухая губка впитывает воду.

На мой взгляд, самое трудное — это объяснить человеку, далекому от медицинских терминов, для чего нужно увеличить количество углекислого газа в организме. В нормальном газообмене в организме жизненно важна роль двух газов — кислорода и углекислого газа. Совсем не многие знают, что наше здоровье напрямую зависит от концентрации углекислого газа (CO_2) в крови. У подавляющего большинства людей концентрация CO_2 заметно ниже нормы. Это наблюдается у людей, которые ведут малоподвижный образ жизни. Когда мы находимся в покое, в нашем организме практически нет углекислого газа, а следовательно, и кислорода. Попробуем разобраться подробнее. Основной переносчик кислорода и углекислого газа — гемоглобин, содержащийся в эритроцитах крови. В легких он соединяется с кислородом и с кровью переносится в ткани, где и отдает кислород, а забирает углекислый газ. Затем гемоглобин, опять попадая в легкие, выделяет углекислый газ в атмосферу и при вдохе вновь соединяется с кислородом. Гемоглобин отдает кислород тканям столько, сколько получит от них взамен углекислого газа, можно сказать по бартеру. Если же углекислого газа в тканях мало, часть гемоглобина не отдает кислород тканям, а просто выдыхается обратно в атмосферу. Чем больше содержание углекислого газа в крови, тем легче осуществляется отрыв кислорода от гемоглобина и переход его в ткани и органы, и наоборот — недостаток углекислого газа в крови способствует закреплению кислорода в эритроцитах. Кровь циркулирует по организму, а кислород не отдает! Возникает парадоксальное состояние: кислорода в крови достаточно, а органы сигнализируют о его крайнем недостатке. И тогда кроме болезненного организма мы имеем плачевный внешний вид, сухую бледную кожу, дряблые мышцы, тусклые волосы и ломкие ногти. Углекислый газ естественным образом восстанавливает нормальное содержание кислорода в артериальной крови, заставляя организм работать без сбоев, наводя лоск не только внутри, но и снаружи. Таким образом, чем больше накапливаем в организме углекислого газа, тем больше при вдохе мы получим живительного кислорода, который с большим удовольствием усвоится в тканях и органах, обеспечив прилив свежей и молодой крови.

> **Итак, физиологический механизм аэрогимнастики по увеличению и коррекции груди таков: большое количество кислорода с кровью поступает к месту напряжения и тонизирует мышечную и железистую ткани, кожу. Выводит образующиеся шлаки, активизируя лимфоток. При взаимодействии кислорода с другими компонентами организма создаются новые кровеносные сосуды в области грудных желез, укрепляются их стенки, обновляются клетки кожи. Вот и весь секрет!**

И самое интересное, что можно изматывать себя физическими упражнениями, допустим, долго отжиматься, чтобы накопить в организме достаточное количество углекислого газа, который обменяется на такое же количество кислорода. А можно просто в течение нескольких секунд на глубоком выдохе задерживать дыхание, результат будет один и тот же. Концентрация углекислого газа в крови резко увеличится, а значит, каждый вдох будет полноценным, и кровоснабжение организма полным. И обратите внимание, вместо усталости, которая неизменно приходит после физических упорных, тяжелых тренировок, мы ощущаем заряд бодрости и полны жизненной силы. Нам стоит только направить «кислородную струю» в нужное для нас направление, и полным ходом пойдет работа с мышцами, ведь кислород, количество которого за счет углекислого газа возросло в десятки раз, немедленно начнет подтягивать, укреплять, наращивать мышцу, обновлять клетки молочной железы, меняя старое и больное на молодое и здоровое. Аэрогимнастика вполне полноценно заменит многие дорогостоящие косметические процедуры. Например, талассотерапия — обертывания морскими водорослями, за счет которых в кожу поступают минеральные вещества. Или мезотерапия, когда под кожу с помощью иглы вводят специальный целебный коктейль, с помощью которого осуществляется лифтинг и улучшение состояния тканей. Аэрогимнастика даже может заменить микротоковую терапию, **токи которой** способствуют синтезу коллагеновых и эластиновых волокон, восстанавливают тонус кожи и мышц, осуществляют лимфодренаж, устраняют застой жидкости в подкожных тканях. Все это легко достигается с помощью насыщения тканей кислородом.

Уже много лет являясь инструктором по дыхательной гимнастике, я постоянно отмечаю и искренне радуюсь положительному результату своих учеников. Люди, которые приходят заниматься, чувствовали, что после первого занятия снижается их постоянно повышенное давление, им легче становится дышать, легче ходить, появляется сила в теле и увеличивается выносливость всего организма. Каждый человек уже после первых двух-трех занятий мог иметь вначале один или сразу несколько признаков, чтобы понять, что его здоровье восстанавливается.

Однако в память врезались несколько особенно интересных случаев.

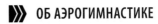 **ОБ АЭРОГИМНАСТИКЕ**

История первая

Однажды ко мне на занятия пришла женщина лет пятидесяти, звали ее Галина. Ее уже более двадцати лет мучала бронхиальная астма. Кроме того, у нее было повышенное давление и наблюдалась избыточная масса тела. Пришла Галина ко мне осенью, в то время когда особенно обостряются все хронические заболевания. Так было и в ее случае — дыхание было свистящее и очень напряженное, это можно было услышать даже на расстоянии. Ее верхняя часть тела была сильно напряжена, я видела, что ей было трудно даже говорить, такая сильная была одышка. Я попросила подождать, пока утихнет обострение болезни, и тогда я спокойно возьму ее в группу и мы начнем заниматься. Галина стала настаивать, говорила, что чувствует, что именно дыхательная гимнастика ей поможет. Я была уверена в том, что мои упражнения ей обязательно помогут. Но было бы легче для нее, если начать заниматься после того, как закончится период обострения, ведь сейчас есть вероятность спровоцировать приступ. Галина была упряма, и, поразмыслив о том, что в гимнастике преобладает выдох, а не вдох, я позволила ей остаться. Не буду рассказывать о моих внутренних переживаниях, ведь, проводя занятия вне больницы, я не имею возможности оказывать квалифицированную медицинскую помощь без специализированной техники и лекарств, если она вдруг понадобится Галине. Когда я начала занятие, внутренний голос укорял меня, говорил, что я не права, что и не надо было брать ее в группу сейчас с обострением болезни.

Но первое для Галины занятие шло своим чередом, каждый выдох, а именно он требует особенного внимания в нашей гимнастике, давался ей с большим трудом. Она постоянно останавливалась, ей становилось страшно оставаться без воздуха даже секунду, она смотрела на меня такими глазами, словно извинялась за то, что была так сильно уверена в себе. Первое занятие прошло сложно. Однако приступа не последовало, что очень меня порадовало. Второе занятие было для нее намного легче, она уже могла стоять на задержке дыхания на выдохе не одну секунду, а целых три. На третьем занятии она поставила рекорд — целых семь секунд, чем шокировала меня. Причем я уже не слышала у нее клокочущего, свистящего или даже напряженного дыхания. Меня это насторожило, и после занятий я подошла и спросила, что с ней произошло. Вот послушайте, о чем поведала мне моя ученица.

РАССКАЗ ГАЛИНЫ

После второго занятия я чувствовала себя вполне нормально, даже хорошо, никаких симптомов, обычно сопровождающих мою болезнь, я не чувствовала. Наоборот, мне казалось, что у меня стало больше сил, и поэтому я немного походила по магазинам. В последнее время я не позволяла себе такой роскоши, так как мое тяжелое, свистящее дыхание заставляло оборачиваться на меня прохожих и мне просто не хотелось чувствовать их испуганные или сочувствующие взгляды. Придя домой в хорошем расположении духа, я приготовила ужин для мужа и сына, у самой просто не было аппетита, затем сын ушел в свою комнату, а мы с мужем решили посмотреть телевизор. Мне очень захотелось похвастаться, что посещаю занятия, на которые я возлагаю большие надежды и которые, как я думаю, помогут мне избавиться от астмы.

Муж у меня скептик и после двадцати лет попыток вылечиться всеми возможными и невозможными способами просто не верил, что можно избавить меня от этого недуга. Пробуя все новые и новые способы народного лечения, я все больше разочаровывалась в них. Я все делала добросовестно и после трех месяцев усердного оздоровления посадила печенку. Может, я что-то упустила или делала что-то не то, а может, ¡оздоровительная настойка просто испортилась... Затем я долго лечилась и выслушивала от врачей всевозможные нотации типа «доверяй, но проверяй». Но ведь я и проверяла. Примерно через год я опять пыталась помочь себе способами народной медицины и, услышав в очереди к врачу рассказ о чудесном исцелении от женщины, которая уверяла, что излечилась от астмы дымом горючей полыни, я опять решила попробовать. Приступ был сильнейший, я чуть не отдала богу душу. Для моего мужа последней каплей было то, как я чуть не задохнулась от собственной мокроты, когда во время приступа надышалась над сваренным в мундире картофелем. Видимо, размягченная теплом жижа наглухо залепила просвет моих бронхов. Тогда мне удалось выкарабкаться только благодаря быстрому приезду неотложки. И так на протяжении двадцати лет, ровно столько я мучаюсь от бронхиальной астмы, я постоянно что-то пробовала и испытывала на себе.

Именно поэтому я и побоялась сразу рассказать мужу о своих занятиях, тем более что инструктор меня отговаривала начинать в тот период. Как только я набралась храбрости, чтобы во всем признаться, у меня начался кашель, вернее сказать, начался очень сильный кашель. Меня просто стало выворачивать наизнанку. Ну вот, подумала я, началось. Муж, как обычно, побежал за ингалятором. Но меня вдруг осенило, что обычно кашель начинался в конце приступа удушья с выделением небольшого количества вязкой, смолянистой мокроты, а сейчас удушья не было. Так что же это? Во время этого странного кашля из меня вышло около двух стаканов слизистой жидкости буро-зеленого цвета с бледно-желтыми прожилками и со зловонным запахом стоячего болота. Да и на вид это была болотистая жижа. Если сказать, что я испугалась, — это значит не сказать ничего. Мой бедный муж, дай бог ему здоровья, хотел вызвать «Скорую помощь», думая, что начинается сильнейший приступ бронхиальной астмы, который я, возможно, и не перенесу, судя по тому, что из меня хлещет жидкость. Наверно, он подумал, что мои несчастные легкие не выдержали нагрузки и разорвались. Но сразу после отхождения жидкости я вдруг почувствовала, что мне стало очень легко дышать, я не могла припомнить времена, когда я так дышала. **Человеку, который не знает, что такое бронхиальная астма, никогда не понять моих ощущений. Ведь на протяжении многих лет каждый вдох давался мне с трудом.** В эту ночь я впервые за двадцать лет спала на спине и не задыхалась. Для меня это было потрясение.

Не пропуская ни одной тренировки, Галина продолжала ходить ко мне на занятия, хотя она овладела гимнастикой настолько, что вполне могла бы заниматься дома самостоятельно. За это время приступов удушья не наблюдалось.

Прошло два месяца, прежде чем Галина снова очень сильно удивила меня. Однажды она пришла на занятия в футболке с глубоким вырезом на груди. Все обратили внимание, как она похудела и посвежела, а одна женщина промолвила, что ее похудение так визуально увеличивает грудь! И тут Галина рассказала, что вчера купила несколько новых бюстгальтеров на размер больше, так как старые стали слишком малы. Сама Галина не смогла найти этому объяснение и еще посмеялась над тем, что в пятьдесят лет у нее стала расти грудь. В тот день я не придала этому особого значения, подумав, что дыхательная гимнастика всегда преподносит приятные бонусы тем, кто с ней подружился. Но на следующий день я начала размышлять и сопоставлять факты такой разительной перемены с женщиной средних лет за срок два месяца.

Итак, вначале мы имеем больную и тучную женщину средних лет с бронхиальной астмой и высоким давлением. Уже на первом занятии произошло резкое ускорение обмена веществ, кровь и лимфа рванули по сосудам с завидной скоростью, чего не было уже много лет. Так как в гимнастике преобладает акцент на накопление углекислого газа в крови, то произошло то, что и должно было произойти, а именно расширились давно спазмированные сосуды, а следовательно, снизилось артериальное давление и, обеспечив нормальную нагрузку на сердце, появилось нормальное кровообращение жизненно важных органов. Уже только это улучшило общее самочувствие. К этому времени густая слизь, которая копилась в бронхах долгое время, при расширении сосудов начинает отставать от стенок. Через день слизистые пробки выскочат из бронхов прочь. Просвет бронхов освободился, и стало значительно легче дышать. Так как накопление углекислого газа ведет впоследствии к увеличенному кислородному обогащению организма, все органы начинают работать значительно лучше. Это придает сил всему организму, который встал на правильный путь выздоровления. Но к этому я была готова! Что же дальше?

Дыхательные упражнения динамично тренируют диафрагмальную мышцу, которая является главной дыхательной мышцей в организме. Это приводит к тому, что легкие начинают работать на сто процентов. Глубокий, затяжной выдох напрягает диафрагму, которая оказывает мягкое, стимулирующее давление на внутренние органы. Венозная кровь, которая застоялась во внутренних органах и которая тоже является причиной многих заболеваний, выдавливается и быстрее устремляется в сердечную мышцу. Во время вдоха диафрагма расслабляется и позволяет впитать всем внутренним органам чистую артериальную кровь, которая несет живительную силу. Стоп! Получается, что организм просто выздоровел и помолодел, восстановилась нормальная функция и питание органов и тканей, но почему же у нее увеличилась грудь... Непонятный случай!

Продолжая размышлять над тем, что же произошло с Галиной, я пришла на занятия. Галина, как всегда, была на своем месте и опять в футболке с глубоким вырезом. Во время занятий я невольно смотрела ей на грудь. Да, действительно, ее грудь выглядела очень посвежевшей. И когда мы начали делать упражнение «Молитва», я поразилась. Грудь Галины напрягалась, как воздушные меха, казалось, она просто качала ее насосом. Вот она разгадка наконец-то!

Первый месяц Галина в течение всего занятия выполняла упражнения только на верхнюю часть тела. Это были специальные упражнения для поддержания форм рук, груди, боковой части туловища. А чуть позже она прибавила упражнения на верхнюю часть пресса. Но я стала вспоминать, что «злоупотребляла» Галина именно упражнениями для поддержания тонуса мышц груди. Мне сразу стало все понятно, но я должна была убедиться, что это действует на всех. И вот тогда я решилась на эксперимент.

На занятия продолжали приходить довольно полные женщины, цель которых была похудеть и оздоровиться. Что ж, они худели, а я продолжала ждать. И вот наконец я дождалась ее.

История вторая

Девушку звали Ирина, ей было двадцать пять лет. Обычно всех, кто приходит ко мне на занятия, я спрашиваю, с какой целью они пришли, чего хотят от гимнастики. В основном ответ — похудеть. Ответ Ирины был такой же. Однако перед собой я видела девушку, которой следовало бы набрать несколько килограммов, а она хотела похудеть. Иногда человек все же должен посмотреть на себя со стороны. И все-таки у меня в руках был хороший материал для воплощения в жизнь задуманного комплекса по увеличению и коррекции груди без оперативного вмешательства. И единственное, что мне следовало сделать, так это уговорить Ирину быть первой ласточкой в моем пилотном проекте.

Она согласилась! Это сейчас я думаю: да кто же от такого откажется. А тогда я была не так уверена и очень переживала. Казалось, что именно от согласия Ирины зависит рождение новой гимнастики, которая принесет надежду многим женщинам обрести идеальную форму груди.

Я подошла к выполнению задуманного со всей тщательностью и осторожностью, на которую способен медик и инструктор. Я не должна была допустить даже малейшего отклонения от курса. Итак, мы сделали соответствующие замеры и начали. Ирина занималась с остальными женщинами в группе, выполняла дыхательную технику, но выполняла совсем другие упражнения. Это был специально составленный комплекс. Я попросила приходить ее на занятия в футболке с глубоким вырезом. Первую неделю я не видела никаких изменений, грудь Ирины не шевелилась, двигались мышцы на руках, на животе, но только не на груди. Я была расстроена, Ирине тоже казалось, что ничего из задуманного не получается. Не знаю, кто из нас оказался терпеливее, но мы все же решили не бросать начатое дело, а в течение хотя бы месяца заниматься по установленному графику. **Никогда нельзя бросать начатое дело на половине дороги, это неправильно, даже если до конца не веришь в успех, теперь это я точно знаю.**

На третьей неделе Ирина сказала мне, что она чувствует, как мышца под железой сокращается и довольно сильно. То есть еще вчера не было никаких намеков на то, что мы с ней находимся на верном пути, а сегодня появился шанс на успех. Еще через пару занятий я наконец увидела, как грудь Ирины начала подниматься и опускаться в такт подачи нагрузки. Процесс пошел. Через месяц после начала наших занятий Ирина сообщила, что бюстгальтер ей мал. То есть прошло всего две недели с того времени, как она начала чувствовать свои грудные мышцы.

Мы сделали измерения, и оказалось, что ее грудь увеличилась в объеме на один размер. Ирина заявила, что теперь, когда ее грудь увеличилась, изменились все пропорции ее тела и она совсем не хочет худеть, ее все устраивает. Но на достигнутом уровне мы с Ириной не остановились и через два месяца, продолжая выполнять специальный комплекс упражнений, добавив массаж и полноценный по питательным веществам рацион, мы достигли лучших результатов.

Грудь Ирины просто преобразилась, увеличилась на два размера от первоначального первого и стала очень красивой округлой формы.

Вот так с помощью этих двух замечательных женщин Галины и Ирины и появилась гимнастика по увеличению и коррекции формы груди.

> **Прошло всего три года с рождения гимнастики, но я с уверенностью могу заявить, что создала уникальный комплекс, с помощью которого любая женщина в любом возрасте может иметь красивую налитую грудь с молодой и сияющей кожей без операций и сомнительной гормональной терапии.**

Дорогие женщины, если вы хотите заметно увеличить размер груди и придать ей подтянутую крепкую форму, не откладывайте занятия, начинайте заниматься уже сегодня. А если кроме увеличения груди вы мечтаете похудеть, вам прямиком сюда, потому что аэрогимнастика провоцирует стремительное снижение веса.

Перед началом наших занятий вы должны узнать некоторые основы, без которых приступать к реализации задуманного не стоит. Первое, о чем мы с вами поговорим, — это строение женской груди.

Часть I
 СТРОЕНИЕ ЖЕНСКОЙ ГРУДИ

Женская грудь — сложно организованный орган, построенный так, чтобы обеспечивать оптимальные условия для выполнения своих главных физиологических функций: образования молока и кормления ребенка. Грудь состоит из кожи, под которой скрывается собственно железа, как ее еще называют, железистая ткань — тот самый орган, в котором образуется молоко. Железистая ткань (железа) крепится с помощью соединительной ткани к мышцам грудной клетки.

Тело железы состоит из 15–20 радиально расположенных железистых долек, жировой и соединительной ткани; размеры тела железы индивидуально различны. Молочная железа лежит на поверхности большой грудной мышцы. Основу строения молочной железы составляет фиброзная строма. Куперовы связки соединяют фасцию кожи и большую грудную мышцу, образуя соединительно-тканный каркас груди.

> **Форма груди зависит от генетической предрасположенности как по материнской, так и по отцовской линии. Каждая долька имеет выводной проток, который непосредственно под ареолой переходит в «молочный синус». На поверхности соска имеется от 8 до 15 отверстий. Выводные протоки, соединяясь между собой, открываются млечными отверстиями.**

На самой высшей точке молочной железы располагается сосок – сильно пигментированное, морщинистое образование, окраска которого может быть различных оттенков. Сосок окружен околососковым кружком (ареолой), величина и форма которого также могут быть различными. В ареоле кроме потовых и сальных желез рассеяно примерно 12 бугорков; их можно считать добавочными молочными железами (бугорки Монтгомери), которые во время беременности увеличиваются, становятся более выпуклыми.

Молочная железа покрыта гладкой тонкой кожей, легко смещаемой над основанием. Под кожей расположен жировой слой, толщина которого может быть различной, от его толщины во многом зависит объем молочной железы. Под жировой капсулой находится тело молочной железы, покрытое соединительно-тканной капсулой, посредством которой она «подвешена» к ключице.

Нормально развитые женские молочные железы располагаются на уровне III—VI или реже VII ребер, каждая между окологрудинной и передней подмышечной линиями соответствующей стороны. Молочная железа располагается на грудной стенке таким образом, что покрывает значительную часть большой грудной мышцы и даже часть передней зубчатой мышцы.

Вокруг железистой ткани между ее долями лежит жир — жировая ткань. Количество жира в женской груди варьируется в очень больших пределах. У некоторых женщин грудь состоит почти исключительно из жира. Как следствие, их грудь может сильно меняться в размерах при колебаниях массы тела. У некоторых женщин железистой ткани намного больше, чем жира, и размер их груди от диет, от веса практически не зависит. Если рост жировой ткани можно форсировать обильным питанием, то рост железистой ткани частично управляется гормонами.

Под молочной железой лежит большая грудная мышца. Грудь крепится к этой мышце.

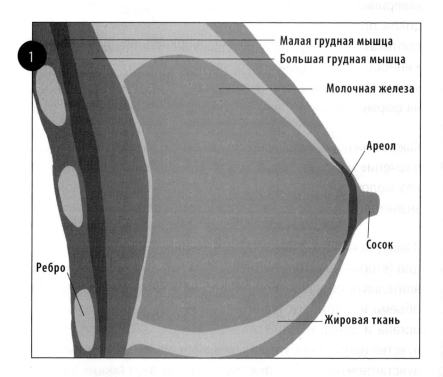

Женская грудь состоит из большой и малой грудных мышц, жировой ткани, молочных желез и молочных протоков, соединительной ткани сети кровеносных и лимфатических сосудов кожи.

Физиология женской груди

С рождения до старости молочные железы претерпевают сложные физиологические изменения. В 8–9 лет у девочки может быть одностороннее увеличение молочной железы (физиологическая асимметричная гипертрофия). К 10–11 годам размеры обеих молочных желез становятся примерно одинаковыми. Процесс формирования молочных желез завершается к 15 годам. На протяжении менструального цикла, при беременности и лактации в дольках и выводных протоках молочной железы происходят изменения, выраженность которых зависит от уровня вырабатываемых гормонов (эстрогенов, пролактина и прогестерона), влияющие на форму и размер груди.

Каждая женщина ощущает изменения в молочных железах в течение менструального цикла. В зависимости от фазы цикла молочные железы у одной и той же женщины могут в значительной мере менять свое строение.

В каждом менструальном цикле, за несколько дней до овуляции (вторая фаза цикла), начинается увеличение количества эпителия протоков и долек. При этом отмечается увеличение объема и плотности ткани желез за счет кровенаполнения органа и отека. Именно этим обстоятельством объясняется чувство нагрубания, уплотнения, расширения и повышенной чувствительности. В нормальной железе этот процесс выражен умеренно. Готовясь к лактации, молочные железы также увеличиваются за счет разрастания железистой ткани. Если беременность не наступает, происходит атрофия недавно сформированных структур в течение нескольких месяцев. По окончании менструации описанные явления уменьшаются или проходят. На протяжении всей жизни увеличение ткани и ее уменьшение идут параллельно.

Процесс инволюции (изменения) в молочной железе может начаться после окончания первой беременности. При этом у женщин в возрасте 35–40 лет железистая ткань постепенно замещается жировой, кожа истончается, а толщина подкожного жирового слоя, наоборот, увеличивается.

С возрастом в связи с угасанием функции яичников изменяется структура и внешний вид молочных желез. Объем железистой ткани уменьшается, и ее место занимает жировая клетчатка, железа становится менее упругой.

При наступлении менопаузы увеличение новых долек уменьшается, в то время как атрофия нарастает. Помимо долек их соединительная ткань также подвергается атрофии. Атрофированные дольки частично замещаются жировой тканью. На фоне жировой ткани чувствительность маммографии значительно повышается.

Через 3–5 лет после менопаузы остаются только крупные млечные протоки, окруженные соединительной и жировой клетчаткой. Жировое замещение молочной железы нельзя рассматривать только как состояние, типичное в менопаузу. Железистая атрофия и увеличение жира часто наблюдается и у молодых.

> Таким образом, состояние молочных желез характеризуется большим разнообразием не только у разных женщин, но и у одной и той же в зависимости от возраста, возможностей репродуктивной системы и даже периода менструального цикла.

Молочная железа находится под постоянным гормональным влиянием и так же, как и матка, является органом-мишенью для половых стероидных гормонов яичников, щитовидной и поджелудочной желез, гипофиза и коры надпочечников.

Грудная железа — звено сложной системы, реагирующее на различные изменения гомеостаза, и «зеркало» гормонального фона женщины.

От чего зависит размер и форма груди

Размер и форма груди зависит от многих факторов. Первое — это ткань молочной железы, ее развитие и первоначальные размеры, которые сформировались под воздействием половых гормонов. Для молочной железы также имеет огромное значение система кровоснабжения.

Развитие капиллярной сети оживляет железы, заставляя их увеличиваться в объеме, подобно тому, как увеличивается железа от гормональной зависимости.

Второе — это грудные мышцы, их развитие добавляет грудным железам дополнительный размер. Грудная мышца служит основанием для молочной железы, и чем лучше развита мышца, тем крепче она удерживается.

Третье — это жировая ткань, ее наличие обязательный фактор, чем больше развита жировая прослойка, тем более красивую и наполненную грудь мы видим.

Четвертое — это соединительная ткань, а именно Куперовы связки, которые можно сравнить с мягким каркасом груди. По сути, эти связки представляют собой соединительную ткань, которая прикрепляется к коже груди изнутри и обволакивает каждую жировую долю. Даже от неправильно подобранного бюстгальтера эти связки растягиваются и грудь отвисает. Не исключено, что к отвисанию груди приводят и некоторые физические упражнения, такие как прыжки, бег, резкие наклоны и повороты туловища. Грудь попросту отвиснет, поэтому необходимо при занятиях спортом подбирать правильный, спортивный бюстгальтер, который будет плотно облегать грудь, не давая ей сотрясаться.

Пятое — это кожа, за которой необходимо ухаживать, ее следует своевременно очищать, питать и увлажнять, а также с помощью массажа восстанавливать полноценное кровоснабжение. И тогда кожа будет выполнять функцию эластичного подтягивающего элемента. Вот учитывая эти пять факторов, мы и будем смело воплощать в жизнь мечту об увеличении и коррекции груди с помощью аэрогимнастики, массажа, правильного питания и косметических процедур.

Естественный бюстгальтер

Естественный бюстгальтер — это хорошо тренированные мышцы груди и кожа, которые поддерживают молочную железу. Именно крепость этого естественного бюстгальтера и обеспечивает хорошее положение бюсту, и он будет долго иметь красивую форму и упругость. С помощью специальных упражнений нашей аэрогимнастики мы укрепим грудные мышцы, сделаем их упругими, улучшим местное кровообращение и лимфоотток. Обильное кровоснабжение улучшает обмен веществ в тканях молочных желез, а развитые мышцы создают для груди «надежную опору», что отменяет появление состояния дряблости и опущенности. Итак, давайте с вами рассмотрим, какие именно мышцы участвуют в поддержании и формировании женской груди.

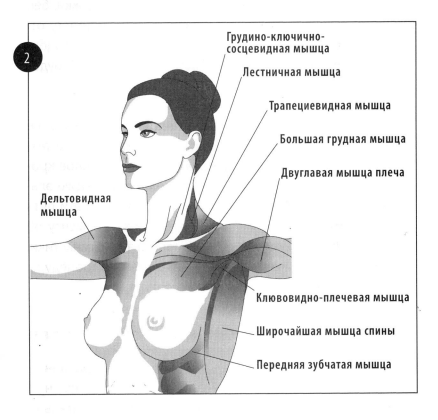

Большая грудная мышца — это фундамент для женской груди. Как развита эта мышца, так и крепится к ней молочная железа. Если мышца слабая, то и молочная железа будет дряблой и бледной. А если мы начнем укреплять ее, то все сразу изменится, молочная железа будет иметь крепкую, прочную основу и привлекательный здоровый, молодой вид.

Малая грудная мышца – небольшая мышца треугольной формы, расположенная в верхней части груди под большой грудной мышцей. Она удерживает грудь в вертикальном положении.

Наружный край дельтовидной мышцы помогает большой грудной мышце в креплении и удержании молочной железы.

Передняя зубчатая мышца расположена в переднем отделе грудной стенки. Верхняя ее часть прикрыта большой грудной мышцей, нижняя расположена поверхностно, прикрыта грудной фасцией. Содействует работе большой грудной мышце и выступает самостоятельно, не давая груди обвиснуть.

Кожа груди очень нежная и чувствительная. В период созревания или во время беременности под действием гормонов размер груди может быстро увеличиваться. Это может негативно отражаться на коже молочных желез, появляются растяжки. Снижение тонуса груди и растяжки на коже часто наблюдаются одновременно. При резком похудении кожа становится будто бы велика для груди, она становится дряблой, появляются те же растяжки. Здесь уже страдает междольковый связочный аппарат. Кормление ребенка грудью тоже может ослабить междольковый связочный аппарат, растянуть кожу и грудные мышцы. Возрастные изменения обычно затрагивают все факторы.

А вообще, упругость груди состоит из тонуса грудных мышц, тонуса междолькового связочного аппарата и тонуса кожи. При снижении общего тонуса груди один из факторов может быть ведущим, тогда именно его коррекции и нужно уделить максимальное внимание. Наибольший эффект дает комплекс процедур:

- аэрогимнастика по увеличению и коррекции груди, которая мощно укрепит мышцы и за счет этого увеличит объем груди;
- полноценное питание, без участия малокалорийных диет;
- самомассаж (лимфодренаж), с помощью которого мы улучшим циркуляцию крови, лимфы, а это в свою очередь поможет донести полезные вещества к каждой клеточке нашей молочной железы, таким образом, оздоровим и обновим молочную железу изнутри и снаружи, вдохнем свежесть и поможем сберечь ее красоту и молодость;
- косметические процедуры — регулярно следует наносить на грудь и область декольте увлажняющий крем — он сделает кожу мягкой и нежной;

Вот эти четыре нехитрые и приятные в выполнении процедуры образуют комплекс, который в свою очередь дает потрясающий эффект за очень короткий срок.

Гиподинамия

Обратим внимание на то, что большинство женщин постоянно сидят на работе, а дома вряд ли начинают отжиматься, да и по выходным едва ли ходят в бассейн, а значит, очень мало двигаются. Единственную нагрузку, которую мы даем для рук и мышц груди, — это печатание на компьютере или щелканье кнопками пульта от телевизора. Итак, все кругом говорят про гиподинамию. Так что же такое гиподинамия и почему она так неприятна? Из большого энциклопедического словаря следует, что

> **ГИПОДИНАМИЯ** — это нарушение функций организма (опорно-двигательного аппарата, кровообращения, дыхания, пищеварения) при ограничении двигательной активности, снижении силы сокращения мышц. Гиподинамия возникает в результате малоподвижного образа жизни и соответственно снижения доли физической активности в трудовой деятельности, в результате повседневного использования транспорта для передвижения даже на близкие расстояния, нерациональной организации отдыха (например, увеличение времени пребывания у телевизоров). Причиной гиподинамии может являться вынужденный постельный режим по медицинским показаниям. При гиподинамии в организме человека возникают существенные изменения со стороны основных жизненно важных систем.

Проще говоря, органы, которыми мы не пользуемся, постепенно атрофируются. Особенно сильно это проявляется на мышцах — их количество и качество заметно уменьшается и ухудшается после шести месяцев малоподвижного образа жизни. А мы с вами, представьте, практически не двигаемся десятилетиями! Мышцы истончаются, теряют тонус и вследствие чего идет критическое, недостаточное кровоснабжение, которое, в свою очередь, ведет к застою крови во всех тканях, в том числе и в молочной железе. Жизненно важные процессы, такие как нормальное кровоснабжение и лимфоотток, просто не осуществляются. К истонченным мышцам молочная железа, конечно, крепится, но ее основание за счет дистрофии большой грудной мышцы сильно сужено, из-за этого грудь не может держаться и имеет отвисшую форму.

> **А теперь особое внимание!** Недостаточное кровоснабжение, а следовательно, кислородное голодание органов может привести к образованию доброкачественных и злокачественных неприятностей. Кислород в органы и ткани попадает только с кровью. При хорошем кислородном обеспечении органов и тканей различного вида опухоли не появляются. Развитие опухолевых процессов происходит без участия кислорода, именно там, где происходит застой крови, в свою очередь застой происходит в большинстве случаев от гиподинамии.

Что еще можно сказать против гиподинамии, а то, что наша лимфатическая система, которая является системой вывода ядов из нашего организма, при малоподвижном образе жизни тоже бездействует. Лимфа должна омывать все органы и ткани и уносить все вредное прочь, обеззараживать и фильтровать все нездоровое в лимфатических сосудах и уже чистую лимфу впускать в венозный проток. Если она не течет по своим сосудам, как бурная речка, она превращается в стоячее, зловонное болото. У лимфатической системы нет насоса, как у кровеносной системы, лимфу приводят в движение только мышцы. Так что давайте уже вставайте с дивана и начинайте двигаться. Помните, именно гиподинамия является первой причиной почти всех заболеваний.

ЛИМФА

Лимфа (от лат. *lympha* — чистая вода, влага) — разновидность соединительной ткани. Лимфа представляет собой прозрачную бесцветную жидкость, в которой нет эритроцитов и тромбоцитов, но имеется много лимфоцитов. Выделяющаяся из мелких ран лимфа называется в народе сукровицей. Из капилляров лимфа поступает в лимфатические сосуды, а затем в протоки и стволы. Протоки и стволы впадают в крупные вены шеи, а затем в верхнюю полую вену. На пути лимфатических сосудов расположены лимфатические узлы, выполняющие барьерную (защитную) и иммунную роль.

Функции лимфы

Лимфатическая система участвует в создании иммунитета, в защите от болезнетворных микробов. По лимфатическим сосудам при обезвоживании и общем снижении защитных сил иммунитета возможно распространение паразитов: простейших, бактерий, вирусов, грибков и др., что называют лимфогенным путем распространения инфекции, инвазии или метастазирования опухолей. Ветвясь внутри органа, лимфатические капилляры переходят в мелкие сосуды, которые, сливаясь и увеличиваясь в диаметре, образуют два главных лимфатических протока — грудной и правый. Эти протоки впадают в правую и левую безымянные вены шеи, где лимфа, смешиваясь с венозной кровью, поступает в общий кровоток.

Я рассказываю вам о функциях лимфатической системы не случайно. Молочная железа, грудные мышцы насквозь пронизаны лимфатическими сосудами, а ближайшее соседство грудных желез с крупнейшими лимфатическими подмышечными узлами дает основание, чтобы мы знали, на что идут женщины, которые делают маммопластику.

> **Лимфатическая система выполняет дренажную функцию и препятствует развитию отеков.** Специалисты не без оснований полагают, что лимфа могла бы рассказать о том, о чем кровь «умалчивает», потому что многие продукты жизнедеятельности клеток сначала поступают в лимфу, а затем уже в кровь. Эндокринные железы обогащают ее гормонами, кишечник — питательными веществами, прежде всего жирами, в лимфе, оттекающей от печени, содержится много белка и т. д.

Кроме того, в лимфу из клеток и тканей попадают те вещества, которые не могут всосаться в венозный капилляр. Прежде всего, это крупные белковые молекулы. Для них стенка венозного капилляра непроницаема, поскольку в ней поры мелкие, а в лимфатическом капилляре они больше. Для крупных белковых молекул путь в венозный капилляр закрыт не случайно. Ведь эти белки всегда могут оказаться и бактериями, и микробами, и токсинами, вредными для организма.

Поэтому, прежде чем попасть в кровоток, они проходят через своеобразные контрольно-пропускные пункты — лимфатические узлы, расположенные по ходу лимфатических сосудов. Их насчитывается около пятисот. Они невелики по размеру — от просяного зерна до грецкого ореха, — но работу выполняют особо важную. В них происходит фильтрация лимфы: оседают, например, частицы пыли, попадающие с воздухом в легкие, а также крупные

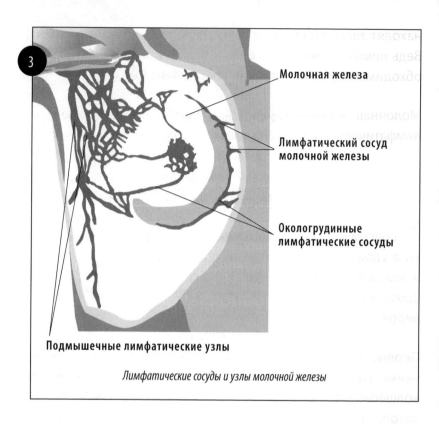

Лимфатические сосуды и узлы молочной железы

обломки клеточных мембран, крохотные кусочки различных тканей, которые, проникнув в кровь, могли бы стать причиной образования тромбов, закупорки кровеносных сосудов. Здесь же задерживаются многие болезнетворные микробы и их токсины. И не только задерживаются, но и обезвреживаются.

Большое участие в этом принимают лимфоциты — клетки, умеющие почти безошибочно отличать «свое» от «чужого» и бороться с врагом. Лимфатические узлы буквально нафаршированы лимфоцитами. Они попадают сюда с кровью и находят здесь весьма благодатную почву для размножения. Ведь лимфа очень богата белками, жирами, углеводами, необходимыми для построения новых клеток.

Молочная железа очищается и обновляется с помощью лимфатической системы и только с помощью ее.

Посмотрим правде в глаза

Я совсем не хочу уподобляться людям, которые заманивают в свои сети людей, нуждающихся в помощи или совете в той области, которая их по-настоящему волнует. Обманщики, а именно так мы и будем их называть, бывают двух видов.

Первые предлагают биологические препараты по увеличению груди. Эти дельцы так упоительно рассказывают о волшебных возможностях каких-то оригинальных препаратов, от которых грудь будет расти как на дрожжах, что можно запросто попасть в их сети и нажить для себя много проблем со здоровьем. Если перед покупкой вы поинтересуетесь составом таблеток, капсул, то вам обязательно скажут, что там содержатся только безвредные травы. Но названия этих трав вы никогда не слышали. Конечно, не слышали, ведь они произрастают где-нибудь в Китае или Монголии. К примеру, состав очень известного БАДа, который широко рекламируют по телевидению, по радио и в печатных изданиях, таков: экстракт корневищ куркумы длинной, листья бэккеи кустарниковой, коптис, листья мелалеуки белодревесной, экстракт корневищ кемпферии пандураты. Кроме куркумы, которая является восточной приправой, нам ничего не известно. Рекламируя препараты, продавцы сами не знают действие этих трав, как поведут они себя именно в вашем организме, но обещают всем одинаковый эффект. А именно, что активные вещества этих трав улучшают клеточный обмен веществ, усиливают кровообращение, предотвращают дряблость кожи, создают благоприятные условия для роста мышечно-ретикулярной ткани, поддерживающей грудь, а также способствуют увеличению объема, повышению тонуса и эластичности мышц, чем достигается эффект высокой упругой груди, а также меняется в лучшую сторону форма и гибкость всего тела. Вот как много обещаний, а эффекта никакого. Да еще почему-то многие препараты разрешены к продаже только в России, Украине и Грузии, так что проверять на себе чревато неприятными последствиями.

> Для того чтобы напрасно не выдвигать претензии производителям волшебных капсул по увеличению груди, я изучила состав нескольких таких чудо-препаратов. И уверяю вас, если вы съедите надземную часть одуванчика и проглотите ложку порошка из толченых рогов благородного оленя, грудь у вас не изменится, и это совершенно точно. А вот кожный зуд, аллергические реакции и диспепсические явления, такие как диарея, изжога и тошнота, вы вполне можете прочувствовать.

Другие обманщики идут вторым путем и придумывают волшебную систему преображения вашей груди, они будут с особой тщательностью запутывать и водить кругами, рассказывая о приобретении обольстительного, большого, сексуального и упругого бюста. Обрамляя свои сайты фотографиями прекрасных женщин. Если внимательно посмотреть на эти фотографии, то невооруженным взглядом видно, что грудь у красавиц не естественная. К тому же там представлены десятки разных отзывов якобы тех женщин, которым эта программа помогла. Описывают сказки и небылицы, причем невежественно и вульгарно. Самое обидное, что многие, особенно молоденькие девушки верят в заведомый обман. Обманывая доверчивых девушек своими невероятными перспективами быстрого и эффективного роста груди, дельцы тем самым не говорят о том, что это за такая волшебная программа таится за их обещаниями. Для них главная цель — заинтересовать, заинтриговать, а дальше высылайте деньги, а мы инструкцию вам пришлем по почте. Кот в мешке?

В лучшем случае там будут народные советы, как с помощью шишек хмеля у вас вырастет грудь. Скорее всего, вы этим и пользоваться-то не будете, но вас уже обманули, заставили поверить, потом разочароваться и заплатить деньги. В худшем случае могут быть предложены заведомо опасные процедуры, которые кто-нибудь все же рискнет на себе проверить.

> **Для того чтобы не попасться обманщикам в руки, следует знать строение грудной железы и от чего зависит и происходит ее увеличение.**

В своей книге я буду рассказывать и доказывать вам, что все-таки есть идеальный способ увеличить и скорректировать грудь. Но я не буду завлекать вас обещаниями, что это легко и просто. Вам придется своими трудом и упорством идти к своей цели день ото дня. Способ, который я вам предлагаю, естественный, надежный и проверенный. Ведь вы согласитесь со мной, что с помощью гимнастики можно добиться хороших результатов по формированию собственной фигуры. А я всего лишь усовершенствовала гимнастику и дополнила ее специальными дыхательными упражнениями, которые заставят целительный кислород работать в нужной для нас области. Кроме обретения увеличенной в объеме и скорректированной по форме груди, с помощью аэрогимнастики вы избавитесь от застойных явлений в грудной железе, оживите скудное кровообращение и заполните грудь свежими и молодыми клетками. Итак, давайте совершенствовать свою грудь и с эстетической стороны, и со стороны здоровья самым гуманным и проверенным способом.

Оздоровительный и эстетический эффект от комплекса аэрогимнастики

- Развивает тонус и силу грудных мышц, кардинально увеличивает объем груди.
- Подтягивает и укрепляет кожу на груди и в области декольте.
- Помогает избавиться от первых симптомов мастопатии.
- Является активной профилактикой от рака молочной железы.
- Помогает решить многие проблемы эстетического характера — сглаживает морщины в области декольте, убирает неровности на коже, борется с высыпаниями и восстанавливает здоровый цвет.
- Происходит нормализация оттока лимфы и обновление клеток молочной железы.

- Стимулирует выброс в кровь женских гормонов (омолаживающий эффект, женственная привлекательность, позитивный жизненный настрой).
- Происходит общее оздоровление за счет целенаправленного усиления кровоснабжения и обогащение питательными веществами.
- Происходит усиленное и направленное обогащение кислородом мышц и железистой ткани груди.
- Развивает мощный иммунитет против инфекций и патогенной микрофлоры, за счет полноценного лимфодренажа.

Противопоказания к занятиям!

Противопоказано заниматься беременным женщинам! Связано это с тем, что при выполнении упражнений идет очень сильная стимуляция и сократительная функция всех органов и систем, связанных с репродуктивностью. Также нельзя заниматься женщинам сразу после прерывания беременности (аборта). Занятия можно и нужно начинать только после окончания следующего нормально протекающего цикла (менструации).

Во время острых воспалительных заболеваний всех органов при наличии повышенной температуры занятия следует отложить, а после завершения острого периода заниматься, наоборот, полезно. Женщинам с выявленными уплотнениями в молочной железе заниматься следует только после личной консультации и обследования маммолога и терапевта.

Показания к занятиям!

Всем женщинам, которые хотят увеличить и скорректировать форму груди, подтянуть кожу в области декольте независимо от возраста. Особенно женщинам, недавно родившим ребенка, но уже закончившим грудное вскармливание, а также женщинам с проблемами и заболеваниями органов малого таза в хронической форме. Это не случайно, все органы и системы в женском организме очень тесно взаимосвязаны. А также женщинам, ведущим малоподвижный образ жизни.

Женщинам, достигшим климактерического периода, занятия аэрогимнастикой будут полезны особенно, так как при выполнении упражнений улучшается кровоток и лимфоотток, а это в свою очередь является лучшей профилактикой онкологических заболеваний. Кроме оздоровительной практики, вы получите прекрасно наполненный здоровой, неотечной железистой тканью и жировой прослойкой бюст, а также постепенно подтягивающуюся красивую, молодую кожу.

Комплекс упражнений аэрогимнастики по увеличению и коррекции груди оживляет скудное кровоснабжение, усиливает обмен веществ, повышает окислительно-восстановительные процессы в тканях, предупреждает и ликвидирует застой венозной крови в области грудной клетки.

При выполнении упражнений раскрывается большое количество мелких кровеносных сосудов, что приводит к улучшению питания тканей. В тканях, которые хорошо снабжаются питательными веществами, ликвидируются инфекционные процессы и происходит ускоренный процесс заживления и восстановления.

Подготовка и рекомендации к аэрогимнастике

За два часа до начала занятий рекомендуется ничего не есть, ваш желудок должен быть легким и свободным. Так вы будете гораздо лучше чувствовать грудные мышцы и «слышать», как по кровеносным сосудам молочной железы бежит, наполняя здоровьем и красотой, свежая кровь. Будет очень хорошо, если ваш кишечник тоже не будет слишком наполненным.

Если вы выполняете комплекс упражнений аэрогимнастики с самого утра, не забудьте выпить перед началом занятий стакан чистой воды. Так как вы не пили восемь часов, а жидкость выделилось с мочой и потом. Раз жидкость ушла, значит, кровь стала более густой, и усиливать ее циркуляцию в таком «неразбавленном» виде — это перегружать сердце.

Верхняя часть тела не должна быть стеснена одеждой. Следует снять бюстгальтер, если не можете заниматься с обнаженной грудью по каким-либо причинам, то наденьте топ, который не будет сковывать ваши движения. Кроме того, вы должны видеть большую часть своей груди, я говорю о глубоком вырезе. Хотя бесспорно, что на первых нескольких занятиях вы не будете наблюдать у себя сильных движений изнутри, но вполне можете это чувствовать.

До начала занятий аэрогимнастикой по увеличению и коррекции груди вы должны обязательно провести измерения. Замерьте объем вашей груди сантиметровой лентой и запишите результаты.

Внимание! Женщинам с сухой и вялой кожей шеи, груди и области декольте следует нанести на поверхность этих зон увлажняющее средство. Это может быть специальный крем или нерафинированное оливковое масло, которое является идеальным увлажнителем. Перед использованием увлажнителей освежите шею, зону декольте и грудные железы теплой водой, ваша кожа должна быть чистой. Промокните бумажной салфеткой, но не вытирайте насухо.

Если вы будете смазывать область декольте и грудные железы оливковым маслом, будьте внимательны, оно должно быть теплым, но не горячим. Смазав кожу, оставьте ее чуть впитаться минут на пятнадцать-двадцать, а затем можно приступать к выполнению упражнений.

ЧТО ВАМ ПОНАДОБИТСЯ ДЛЯ ЗАНЯТИЙ

Несколько метров свободной площади, ровно столько, чтобы руками не касаться предметов или мебели. Иначе это будет сильно отвлекать от занятий. Помещение необходимо проветрить перед началом занятий, нам нужно как можно больше свежего воздуха. И последнее, что нам пригодится, — это позитивный настрой и упорство.

ПРОДОЛЖИТЕЛЬНОСТЬ ЗАНЯТИЙ

Первые занятия следует продолжать до полной усталости. Вначале это время у вас будет колебаться в пределах 20–30 минут. После некоторого укрепления мышц груди, время занятий можете увеличить до 40–45 минут. Каждая женщина подходит к продолжительности своей тренировки индивидуально. Возможно, вам будет достаточно и 20 минут, конечно, чем больше по времени проходят тренировки, тем они продуктивнее. Но более одного часа тренироваться не следует, да и мышцы у вас устанут и онемеют, вы просто не будете их чувствовать и воспринимать.

▶▶▶ ЧТО ПРОИСХОДИТ С МЫШЦЕЙ И ЧТО ВЫ МОЖЕТЕ ЧУВСТВОВАТЬ ВО ВРЕМЯ ТРЕНИРОВКИ

После окончания тренировки, особенно на первых порах, вы будете чувствовать усталость и онемение грудных мышц. Также могут быть несильные, тянущие боли в области груди и живота.

Вы можете чувствовать пульсацию в области шеи, так как за счет выполнения упражнений мы увеличили приток свежей крови, несущей живительный кислород и питательные вещества ко всем мышцам и тканям.

К концу уже первого занятия в грудной мышце произошли следующие изменения: улучшилось кровоснабжение и питание тканей, соответственно произошло кислородное обогащение, начались процессы обновления, омоложения. Весь положительный эффект от аэрогимнастики вы почувствуете примерно через час после окончания занятий. Появится ощущение наполненности груди и общее хорошее самочувствие. Вы будете чувствовать свежесть и обновление во всем организме.

> **Внимание!** Если в процессе или после тренировки вы почувствуете ноющую боль в области подмышечной впадины, обратите, пожалуйста, на это внимание.

Из тканей молочной железы лимфатические сосуды собирают лишнюю жидкость с растворенными в ней ядами, солями и токсинами. Начался процесс очищения, ускорился лимфоотток и, скорее всего, лимфатические узлы заработали в полную силу. Если в молочной железе имеет место болезненный очаг, с помощью целенаправленной подачи кислорода он будет хорошо обеспечен полноценным кровоснабжением. А там, где идет хорошее кровоснабжение и ткань хорошо обеспечивается кислородом, это в свою очередь приводит к полному выздоровлению.

Часть II
АЭРОГИМНАСТИКА ПО УВЕЛИЧЕНИЮ И КОРРЕКЦИИ ГРУДИ

Основные правила

Аэрогимнастика по увеличению и коррекции груди основана на эффективном принципе Бодифлекс. Американка Грир Чалдерс долго искала самый эффективный способ похудеть и, перепробовав на себе строгие диеты, физические упражнения и тому подобное, наконец нашла то, что сильно отличалось от привычных методов похудения. Получив хороший результат от гимнастики, основанной на дыхательных упражнениях, без диет и тяжелых физических нагрузок, она адаптировала, упростила ее сначала для себя, а затем вынесла на всеобщее обозрение. Гимнастика довольно быстро распространилась по всему миру и пользуется любовью у многих последователей Грир. Мы же адаптируем некоторые особенно ценные естественные условия, при которых ценный кислород начнет работать в нужной для нас области. Для нас стоит задача не похудеть, для нас стоит задача увеличить и скорректировать грудь, и кислород нам в этом будет ценным помощником. Я, как инструктор, убеждалась в этом на протяжении многих лет.

Итак, приступим. Выполнять все пять этапов легче всего в позе, которую я называю «позиция вратаря». Ваши ноги находятся на ширине плеч, наклоните верхнюю часть туловища вперед, чуть согните ноги и руками упритесь чуть выше колен так, чтобы вам было удобно. На колени не сильно давите. Обратите внимание, что руки в локтях не прямые, а несколько согнуты, таким образом мы не блокируем грудную клетку. Смотрите прямо перед собой (см. рис. 4).

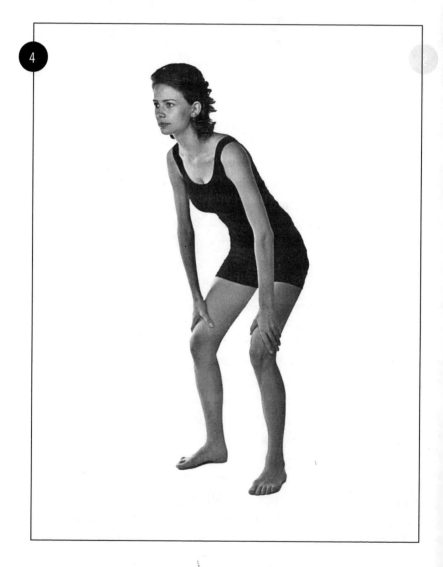

На счет ОДИН! Через рот начинайте выдыхать воздух из легких. Первый этап заключается в том, что несколько секунд вы выдыхаете остатки воздуха, как это показано на рисунке 5.

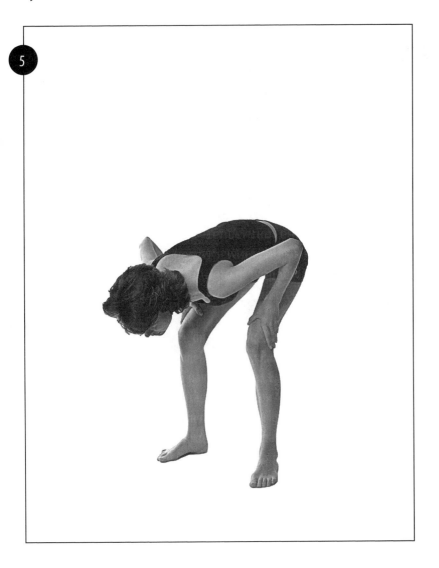

На счет ДВА! Делаем полноценный вдох обязательно через нос, рот при этом закрыт. Легкие раскрываются подобно воздушному шарику, который мы надуваем на праздники. Грудная клетка сильно расширяется, а диафрагма при этом опускается, как это показано на рисунке 6.

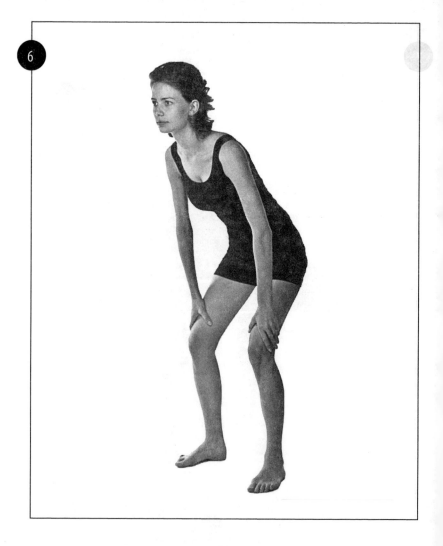

На счет ТРИ! Делаем хороший выдох через рот. Постарайтесь, чтобы остаточный воздух покинул хотя бы ненадолго ваши легкие. При этом выдохе вы должны почувствовать, как напрягается диафрагмальная мышца. Это очень важно! Рис. 7.

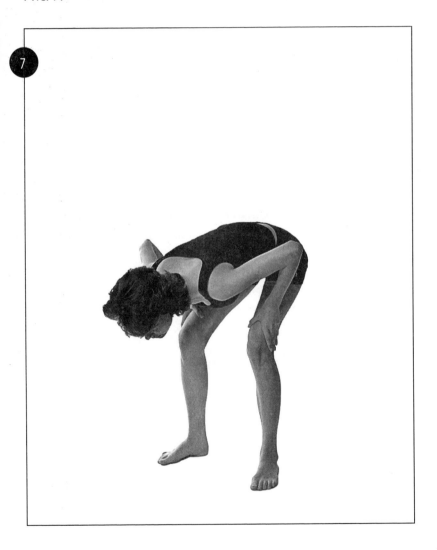

На счет ЧЕТЫРЕ! Задержите дыхание и старайтесь не вдыхать. Наступает самый ответственный момент. Втягиваем живот и подтягиваем его к верху под ребра. Внутри образуется отрицательное давление, и мышцы будут удерживать ваши органы до тех пор, пока вы не вдохнете. Если ваши мышцы в хорошем тонусе, то под ребрами образуется впалая чаша. Если же мышцы в недостаточном тонусе, то впалой чаши не будет, но вы все равно почувствуете, как внутренние органы буквально засосало куда-то наверх. Не переживайте — от такой втяжки все ваши внутренние органы получат первоклассный массаж.

> **Внимание!** Втяжка живота выполняется только на выдохе, когда в легких нет воздуха. Когда вы втянули живот под ребра, сразу принимайте основную позицию и начинайте выполнять упражнение.

Именно на этапе втягивания живота и задержки дыхания мы и будем с вами работать. Поэтому для начала вам предстоит освоить этот нехитрый прием (см. рис. 8).

На счет ПЯТЬ! Вдыхайте через нос и расслабьтесь. Ваши внутренние органы возвращаются на свои прежние места, смотрим на рисунок 9.

Вы должны хорошо освоить все пять этапов. Это не сложно. Дерзайте. Как только их освоите, будете уверенно и комфортно себя чувствовать на втяжке живота, приступайте к упражнениям, которые описаны ниже. Эта методика — основа аэрогимнастики, именно на нее будут накладываться специальные упражнения для увеличения и коррекции груди.

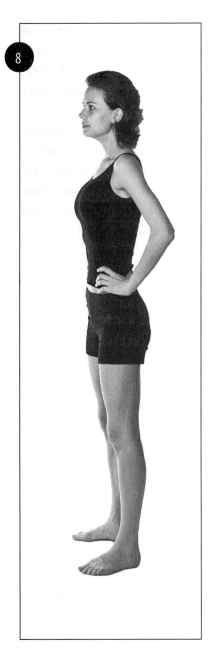
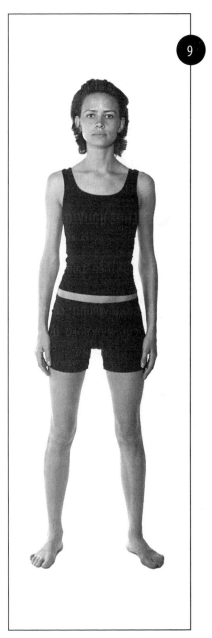

АЭРОГИМНАСТИКА ПО УВЕЛИЧЕНИЮ И КОРРЕКЦИИ ГРУДИ

ПЕРВЫЙ УРОВЕНЬ
Разминка

Перед основным комплексом упражнений аэрогимнастики по увеличению и укреплению бюста необходимо разогреть мышцы груди, руки и живота. Разминка повышает температуру мышц, отчего усиливается приток крови к тканям. Мышечные волокна при этом будут быстрее и эффективнее реагировать на комплекс упражнений аэрогимнастики. Именно разминка учит нас «слышать», как мышцы реагируют на предложенные упражнения. К тому же вы больше узнаете об индивидуальных особенностях своего организма.

Заниматься лучше, да и просто комфортнее, в положении стоя. Итак, исходное положение, стоя, ноги прямые и немного расставлены. В самом начале тренировок вы, возможно, не будете ощущать сокращение внутренней мышцы, это означает, что она еще очень слаба. Это скоро пройдет, и через некоторое время вы уже не только будете чувствовать, но и невооруженным взглядом будете видеть, как сильно сокращается ваша грудная мышца, приподнимаясь вверх на несколько сантиметров. Но с самого начала потребуется немного вашего терпения.

»» «УТРО»

Исходная позиция — встаньте прямо и примите удобное положение; ноги на ширине плеч, носки слегка разведите, как это показано на рисунке 10. Поднимите руки над головой ровно на ширине плеч ладонями внутрь. Потянитесь вверх, старайтесь вытянуть свое тело как можно выше. При этом пятки от пола не отрывать (см. рис. 11).

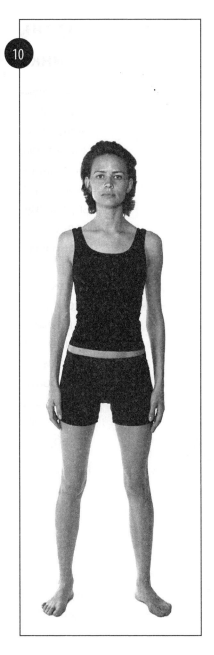
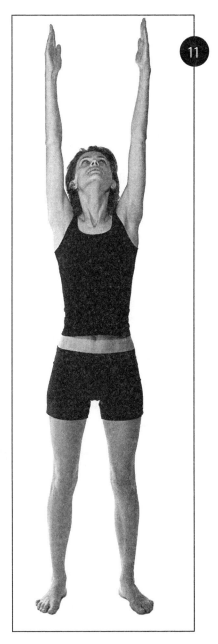

АЭРОГИМНАСТИКА ПО УВЕЛИЧЕНИЮ И КОРРЕКЦИИ ГРУДИ

Задержитесь в таком положении на 30 секунд. Дышите равномерно. Затем вернитесь в исходное положение и немного отдохните. Выполните три раза.

Что надо и чего не надо делать

- Во время потягивания прислушайтесь к своему телу, движения должны быть плавные и достаточно растягивающие мышцы груди, рук.
- Удерживайте конечное положение — тянитесь вверх в течение 30 секунд.
- После каждого подхода обязательно следует фаза расслабления мышц, спокойно возвращаемся в исходное положение.
- Старайтесь дышать свободно, не задерживайте дыхание.

«СВЕДЕНИЕ ЛОПАТОК — 1»

Исходная позиция — встаньте прямо и примите удобное положение; ноги на ширине плеч. Положите ладони себе на плечи, как это показано на рисунке 12.

Начинайте отводить локти назад, сдвигая при этом лопатки навстречу друг другу и расправляя при этом грудь (см. рис. 13). Отведите локти назад насколько это возможно, но без болевых ощущений и дискомфорта.

Сведите лопатки вместе и задержитесь в таком положении на 30 секунд. Дышите равномерно. Затем вернитесь в исходное положение и немного отдохните. Повторите три раза.

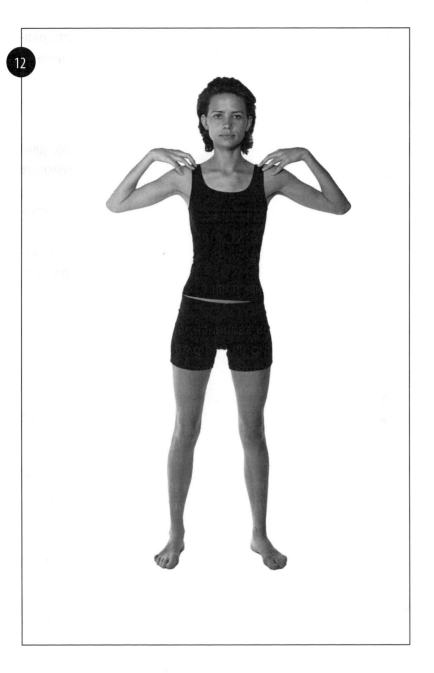

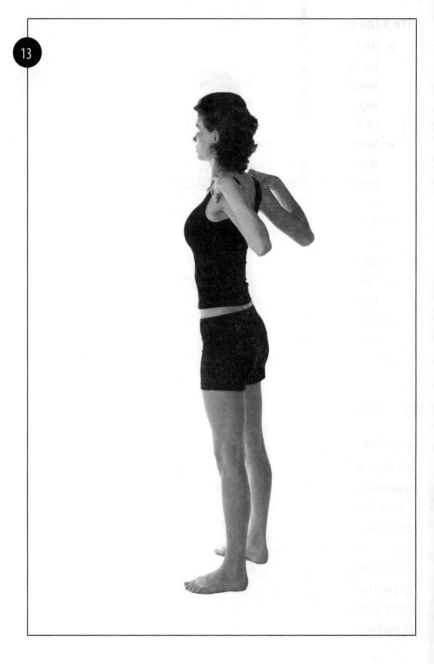

Что надо и чего не надо делать

- Не прилагайте чрезмерных усилий, растягивая мышцу. Должно пройти как минимум 5 секунд, прежде чем внутренний механизм мышцы адаптируется к новому состоянию. Затем нервная система позволит мышечным волокнам расслабиться и изменит свою длину.
- Удерживайте конечное положение — сведение лопаток в течение 30 секунд. Вы должны почувствовать, как ощущение натянутости мышц постепенно ослабляется, вы же при этом нагрузку не ослабляете.
- Избегайте рывков, они запускают обратный механизм, который сокращает мышцу, мы же с вами должны растянуть, подготовить мышцу к последующим упражнениям.
- После каждого подхода обязательно следует фаза расслабления мышц, спокойно возвращаемся в исходное положение.
- Растягивайте обе стороны грудных мышц, старайтесь достигать абсолютной симметрии.
- Старайтесь дышать свободно, не задерживайте дыхание.

1. УПРАЖНЕНИЕ «МОЛИТВА»

Описание упражнения

Из исходной позиции выполняем дыхательную технику, а именно выдох (см. рис. 14), вдох (см. рис. 15), выдох (см. рис. 16) и втягиваем живот под ребра. Принимаем положение стоя, ноги на ширине плеч, руки в молитвенном жесте, как это показано на рис. 17. Начинайте сильно давить на ладони. Стоим в основной позе столько, на сколько хватит сил держать втяжку. Как только вы сделаете вдох через нос, следует расслабиться и принять исходное положение, как это показано на рисунке 18. Повторить упражнение семь раз.

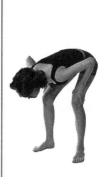 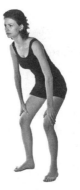 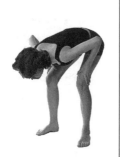

ПОЯСНЕНИЯ К УПРАЖНЕНИЮ «МОЛИТВА»

Для начала мы с вами делаем выдох через рот, полностью опустошив свои легкие. Постарайтесь выдохнуть как можно глубже. Затем делаем мощный вдох через нос. После этого мы выполняем длительный и мощный выдох через рот, вплоть до диафрагмы.

Диафрагма — мощная мышца, которая отделяет грудную полость от брюшной. Как только выдохнули, немедленно начинайте втягивать живот под ребра. Ваш пустой желудок должен подтянуться высоко под ребра.

Внимание! Втяжка живота выполняется только на выдохе, когда в легких нет воздуха. Когда вы втянули живот под ребра, сразу принимайте основную позу и начинайте сильно давить на ладони. Найдите положение, при котором будут сильнее задействоваться грудные мышцы. Если по каким-либо причинам вы это положение не найдете, а нагрузку

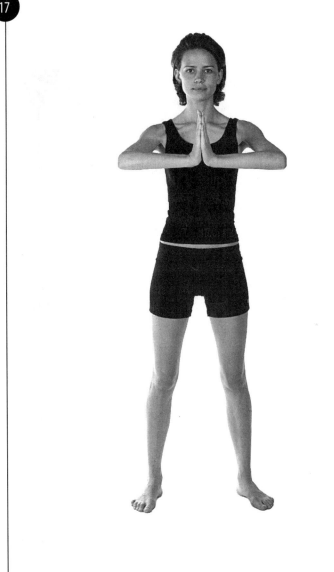

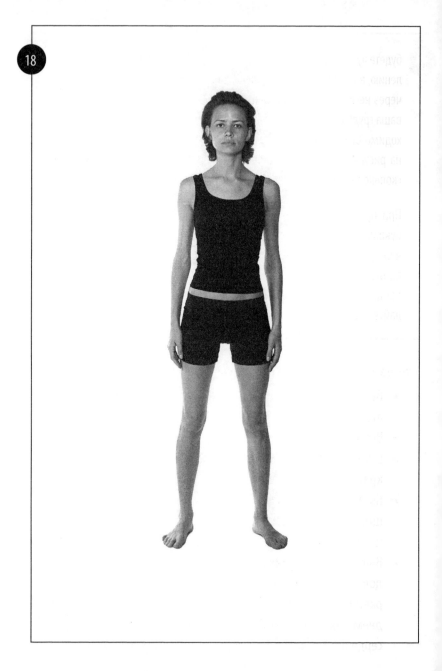

будете чувствовать только в верхней части рук, не отчаивайтесь. К сожалению, ваша грудная мышца пока слишком слаба. Немного терпения, и через несколько занятий вы не только почувствуете, но и увидите, как ваша грудь поднимается в такт подачи нагрузки. Подачу нагрузки необходимо выполнять одновременно с втяжкой живота, как это показано на рисунке 17. Стоять в основной позе нужно как можно дольше, насколько хватит сил (в среднем это около 10 секунд).

При правильном выполнении дыхательной техники желудок будет буквально засасываться под ребра без больших усилий. С самого начала у вас может немного закружиться голова, не беспокойтесь, это пройдет, просто ваш организм привыкает к возросшей в десятки раз порции кислорода. Простояв некоторое время в основной позе, сделайте вдох через нос и расслабьтесь.

Что надо и чего не надо делать

- Все упражнения следует выполнять только на голодный желудок.
- Всегда вдыхайте только через нос, а выдыхайте через рот.
- Если голова закружится слишком сильно, то немедленно прекратите и присядьте.
- Когда научитесь «прятать» желудок под ребра, смело наращивайте силу, старайтесь чувствовать мышцы груди, однако избегайте рывков.
- Вначале вы, возможно, не сможете задерживать дыхание надолго. Поначалу это может быть всего около 3—5 секунд. Но все равно продолжайте выполнять это упражнение, и с каждым днем у вас будет укрепляться не только грудная мышца, но и сердечно-сосудистая система. И именно сердечно-сосудистая

система, становясь крепче и выносливее, будет позволять задерживать дыхание надолго. А это в свою очередь будет очень благоприятно сказываться на грудной мышце и молочной железе в целом. Это упражнение не только поможет быстро наращивать мышечные ткани грудной железы, но также принесет здоровье и обновление тканей и клеток.

⏵⏵⏵ 2. УПРАЖНЕНИЕ «АЛМАЗ»

Описание упражнения

Из исходной позиции выполняем дыхательную технику (см. рис. 19, 20, 21) и втягиваем живот под ребра. Принимаем основное положение — стоя, ноги на ширине плеч, а руками делаем круг и замыкаем его, упираясь в подушечки пальцев, как показано на рисунке 22. Начинайте давить на подушечки пальцев, упираясь в них изо всех сил. Затем вдохните через нос и расслабьтесь. Повторить упражнение семь раз.

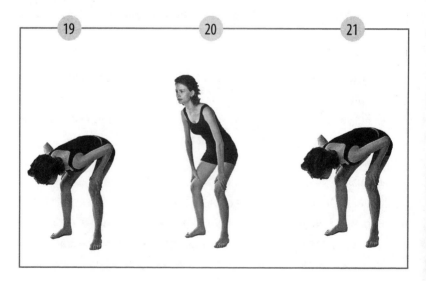

УПРАЖНЕНИЯ ДЛЯ УВЕЛИЧЕНИЯ ГРУДИ

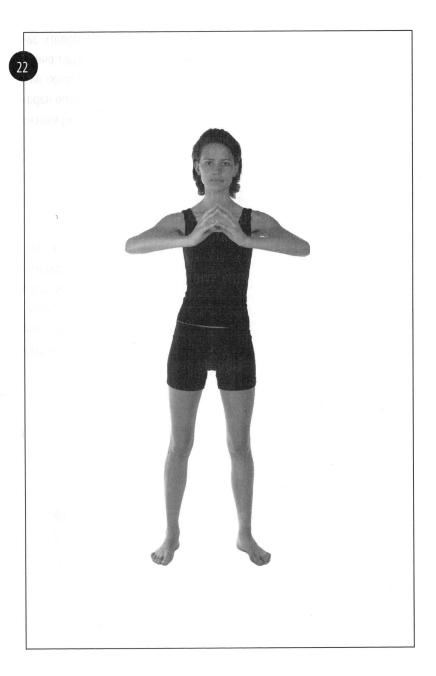

АЭРОГИМНАСТИКА ПО УВЕЛИЧЕНИЮ И КОРРЕКЦИИ ГРУДИ

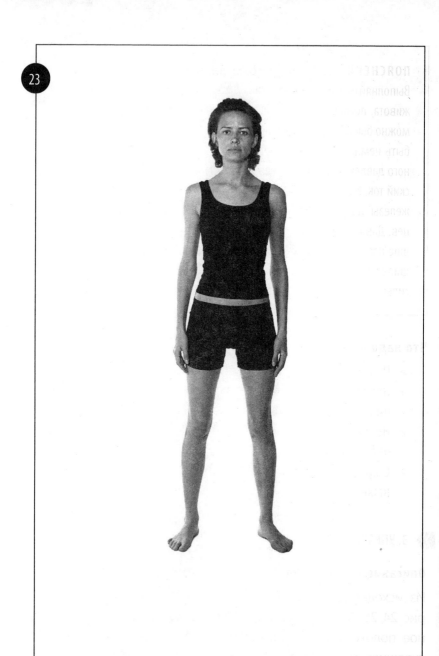

> **ПОЯСНЕНИЯ К УПРАЖНЕНИЮ «АЛМАЗ»**
> Выполняйте дыхательную технику, как указывалось выше. На втяжке живота, пожалуйста, не теряйте драгоценных секунд, старайтесь как можно быстрее принимать основную позу. Кисти рук, пальцы должны быть немного округлены, на суставы пальцев не должно быть сильного давления. Нагрузка должна протекать через них, как электрический ток. Каждый пальчик отвечает за свою область вокруг молочной железы, попробуйте по очереди давать нагрузку на подушечки пальцев. Давите сильнее. Почувствуйте, за какую область отвечают большие пальцы рук, за какую указательные и так далее. Нагрузку наращивайте постепенно и уверенно. С каждым днем мышца становится сильнее и крепче.

Что надо и чего не надо делать

- Не делайте резких движений, рывков.
- После каждого подхода обязательно следует фаза расслабления мышц, спокойно возвращаемся в исходное положение.
- Не давите на суставы, для этого пальцы должны принять округлую форму.
- Старайтесь прочувствовать области грудных мышц, это очень важно.

3. УПРАЖНЕНИЕ «ПЕТЛЯ»

Описание упражнения

Из исходной позиции выполняем дыхательную технику (см. рис. 24, 25, 26) и втягиваем живот под ребра. Принимаем основное положение — стоя, ноги на ширине плеч, а кисти рук скрещиваем и сцепляем вместе, как это показано рисунке 27.

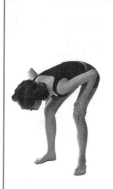 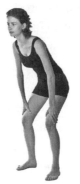 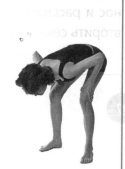

ПОЯСНЕНИЯ К УПРАЖНЕНИЮ «ПЕТЛЯ»

Выполняйте дыхательную технику, как указывалось выше. На втяжке живота, пожалуйста, не теряйте драгоценных секунд, старайтесь как можно быстрее принимать основную позу. Скрестите руки на груди и разверните ладони друг к другу, как это показано на рисунке 28. Сцепите пальцы в замок и, поворачивая их на себя (см. рис. 29), медленно дойдите до уровня груди, как это показано на рисунке 27. В это же самое время начинайте напрягать грудные мышцы, найдите то положение рук, в котором нагрузка на мышцы груди будет особенно интенсивной. Запомните это положение. В следующий подход возвращайтесь в это положение уже быстрее. Держите нагрузку весь период втяжки живота. Чувствуйте, как сила вливается в ваши грудные мышцы, направляйте ее именно туда. Затем выполните вдох через нос и расслабьтесь. Повторить нужно пять раз. С каждым разом ваша мышца будет способна выдерживать большую нагрузку. Отмечайте это для себя.

Опускаем сцепленные кисти на себя до уровня груди и сильно напрягаем грудные мышцы. Держать мышцы в напряжении, пока длится втяжка живота. Затем сделать вдох через нос и расслабиться. Вернуться в исходное положение. Повторить семь раз.

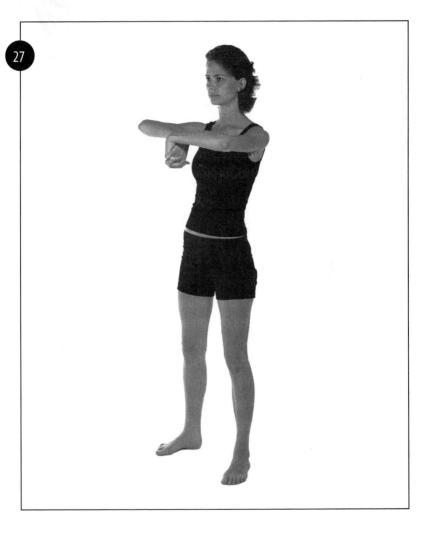

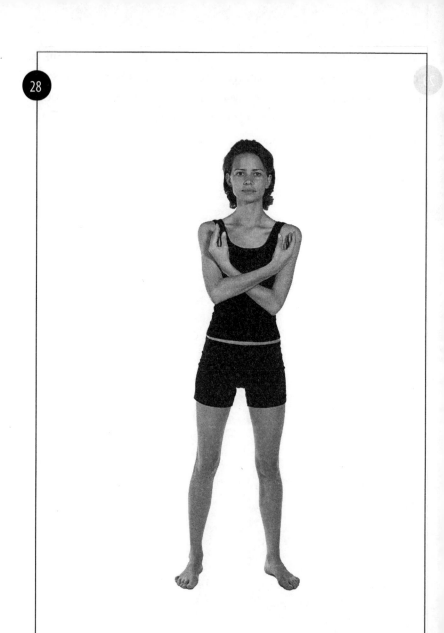

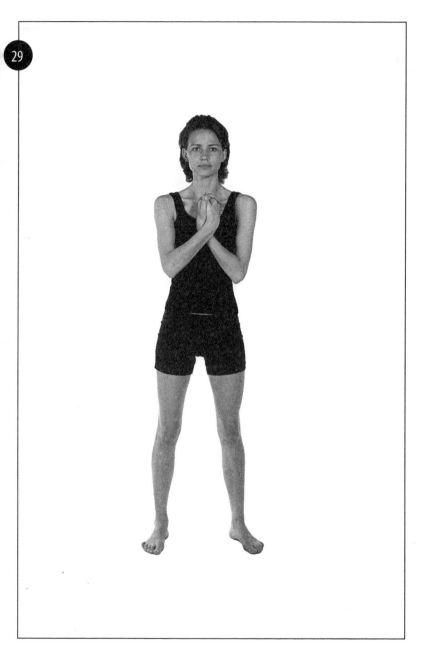

Что надо и чего не надо делать

- Не делайте резких движений, рывков.
- После каждого подхода обязательно следует фаза расслабления мышц, спокойно возвращаемся в исходное положение.
- Не выворачивайте руки, данное упражнение должно выполняться без болезненных ощущений.
- Обратите внимание на симметрию, обе руки должны давать одинаковую нагрузку.

4. УПРАЖНЕНИЕ «СИЛАЧ»

Описание упражнения

Из исходной позиции выполняем дыхательную технику (см. рис. 30, 31, 32) и втягиваем живот под ребра. Принимаем основное положение — стоя, ноги на ширине плеч, локти поднимаем до уровня плеч и сгибаем в локтях. Сжатые в кулак кисти рук находятся вверху, как это показано рисунке 33.

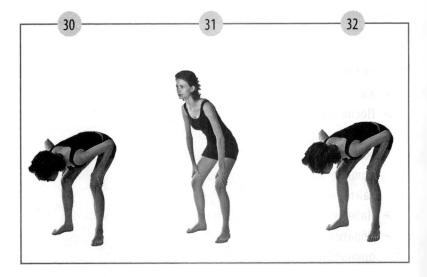

Для удобства локти немного опустите вниз. Найдите удобное положение рук, при котором нагрузка будет чувствоваться особенно сильно. Запомните это положение. Начинаем напрягать одновременно мышцы рук и груди. Подаем нагрузку и уверенно наращиваем и проталкиваем в грудные мышцы. Затем необходимо выполнить вдох через нос и расслабиться. Вернуться в исходное положение. Повторить упражнение семь раз.

> **ПОЯСНЕНИЯ К УПРАЖНЕНИЮ «СИЛАЧ»**
> Выполняйте дыхательную технику, как указывалось выше. На втяжке живота старайтесь как можно быстрее принимать основную позу. Подняв в нужное положение руки, начинайте демонстрировать свою силу. Проталкивайте нагрузку от рук к груди, чувствуйте, как вливается мощь в грудные мышцы. Держите или наращивайте нагрузку весь период втяжки живота. Затем необходимо выполнить вдох через нос и расслабиться. Повторить упражнение пять раз. С каждым разом ваши мышцы становятся все сильнее.

Что надо и чего не надо делать

- Как обычно, не делайте резких движений, рывков.
- После каждого подхода обязательно следует фаза расслабления мышц, спокойно возвращаемся в исходное положение. Если в этом упражнении вам потребуется немного больше времени на передышку, ничего страшного, отдыхайте.
- Наберитесь терпения! Никто не обещал вам легких побед.
- Обратите внимание на симметрию, обе руки должны давать одинаковую нагрузку.

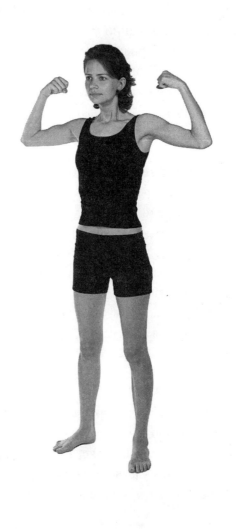

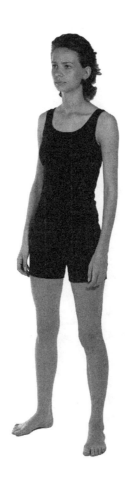

34

5. УПРАЖНЕНИЕ «ТАНЕЦ»

Описание упражнения

Упражнение «ТАНЕЦ» выполняется без дыхательной техники. Смысл его в снятии нагрузки и восстановлении сил.

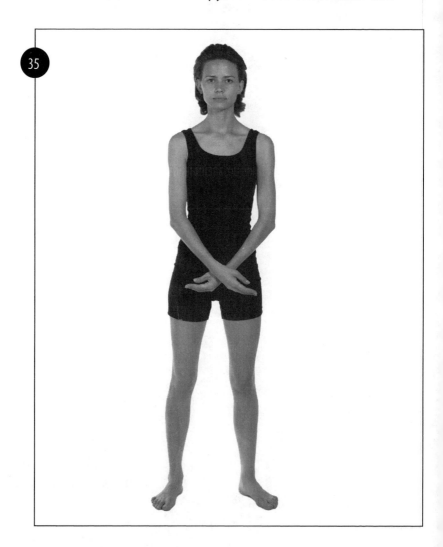

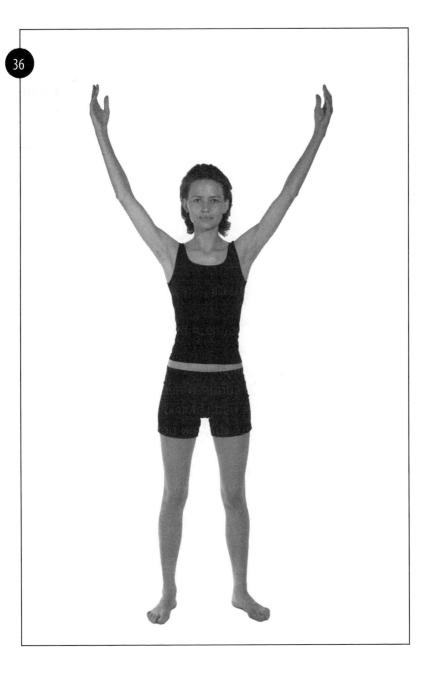

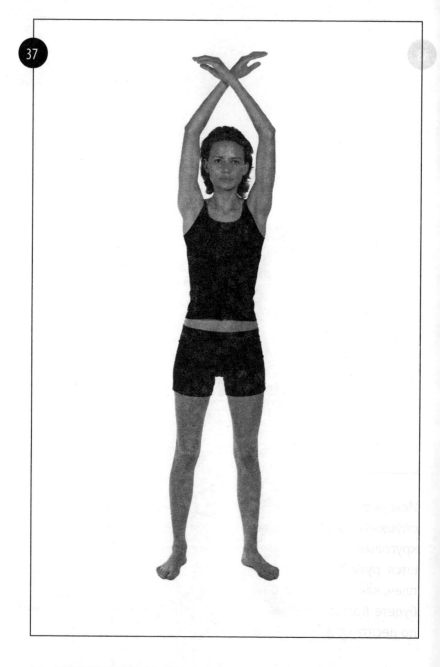

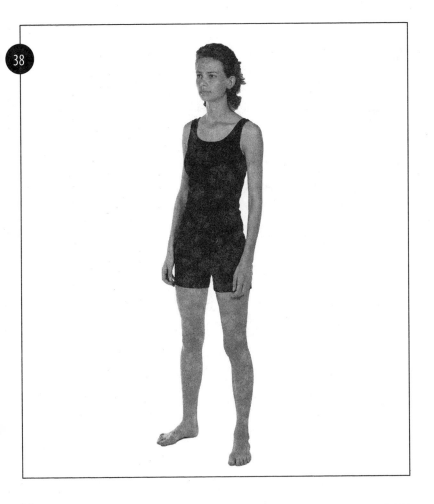

Исходное положение — стоя, ноги на ширине плеч, руки опущены вдоль туловища. Оба плеча начинают совершать круговые движения. Вместе с плечевыми суставами двигаются руки в произвольном танце, следуя за движениями плеч, как это показано на рисунках 35–38. Чем активнее вы будете вращать руками, тем лучше. Вы должны совершить по десять вращений в каждую сторону.

> **ПОЯСНЕНИЯ К УПРАЖНЕНИЮ «ТАНЕЦ»**
>
> Вы должны испытывать приятные ощущения, когда расправляются плечи и вы плавно ими двигаете. Упражнение не должно вызвать никаких затруднений. Главное, чтобы не было дискомфорта при его выполнении.

Что надо и чего не надо делать

- Как обычно, не делайте резких движений, рывков.
- Обратите внимание на симметрию, обе руки должны давать одинаковую нагрузку.
- Получите удовольствие от выполнения упражнения.

6. УПРАЖНЕНИЕ «БАБОЧКА»

Описание упражнения

Упражнение «БАБОЧКА» выполняется также без дыхательной техники, для снятия нагрузки и восстановления сил.

Исходное положение — стоя, ноги на ширине плеч, ладони положите на плечи, как это показано на рисунке 39. На вдохе отведите локти назад, немного прогибаясь в спине.

Одновременно расправьте грудь и поднимите подбородок. На выдохе сведите локти над грудью, одновременно выгибая дугой верхнюю часть спины и направляя плечи вперед, подбородок при этом опущен.

Выполнить упражнение двадцать раз.

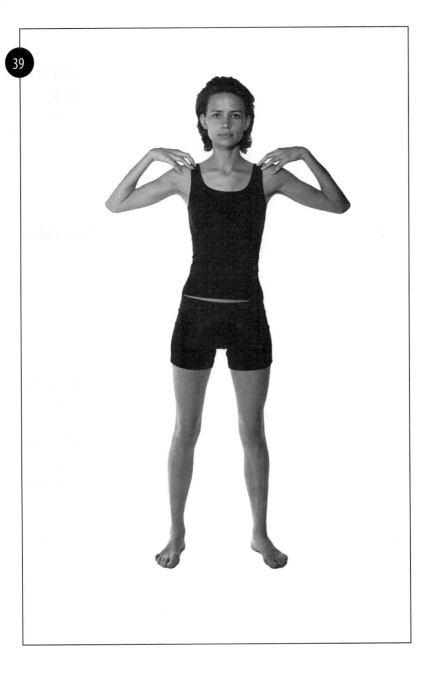

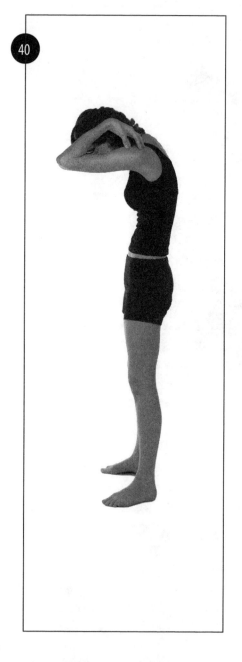
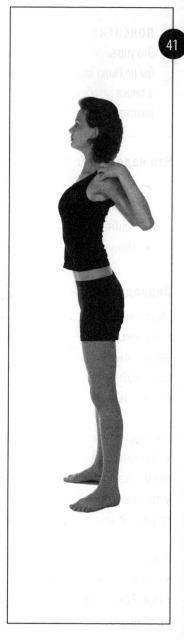

88 УПРАЖНЕНИЯ ДЛЯ УВЕЛИЧЕНИЯ ГРУДИ

> **ПОЯСНЕНИЯ К УПРАЖНЕНИЮ «БАБОЧКА»**
> Это упражнение не должно вызвать никаких затруднений. Главное, чтобы не было дискомфорта при его выполнении или болевых ощущений, а также затруднений в плавности движений. Почувствуйте, как растягиваются ваши грудные мышцы и кожа в области декольте и шеи.

Что надо и чего не надо делать

- Как обычно, не делайте резких движений, рывков.
- Обратите внимание на симметрию, обе руки должны давать одинаковую нагрузку.
- Получите удовольствие от выполнения упражнения

Подводим итоги

Первый уровень нашей аэрогимнастики по увеличению и коррекции груди успешно пройден. Закончив первый уровень, вы должны чувствовать основательное укрепление грудной мышцы. Упражнения должны получаться у вас уверенно и без особых усилий.

Не торопитесь переходить к выполнению более сложных упражнений, если не в полной мере освоили первый уровень аэрогимнастики. Выполняя только эти несложные упражнения, вы сильно укрепили и придали тонус вашей грудной мышце.

В молочной железе уже нет прежнего застоя, ткани получают достаточное количество кислорода и питательные вещества. Грудь постепенно нарастает, приобретает упругость и красивую форму.

Первый уровень необходимо выполнять полностью и до тех пор, пока все упражнения не будут получаться легко и свободно. Это приблизительно недели три, не меньше.

Отметьте для себя разницу в укреплении мышц до и после окончания тренировок первого уровня. Это может быть заметно по увеличению объема уже на этом уровне аэрогимнастики.

Если какое-либо упражнение у вас не будет получаться или в какой-нибудь позиции вам будет некомфортно, вернитесь к его описанию и прочтите заново.

Возможно, из-за слабого тонуса грудных мышц на первых порах упражнения покажутся сложными. Не нужно волноваться! Уже через неделю ваши мышцы адаптируются и окрепнут, а пока, первые дней пять, делайте только РАЗМИНКУ и упражнение «МОЛИТВА».

Таким образом вы подготовите свои мышцы к более серьезным упражнениям этого уровня.

Какими бы простыми не казались на первый взгляд предложенные мной упражнения первого уровня, попробуйте сочетать их с дыхательной техникой, и вы поймете, какая сила в них заложена.

Запомните, ваша мышца укрепляется в момент расслабления. Чем больше мышца испытывает напряжение во время выполнения упражнения, тем больше она получит кровоснабжения и кислородного обеспечения во время отдыха и станет сильнее и здоровее.

ВТОРОЙ УРОВЕНЬ

Я уже говорила, что наш комплекс аэрогимнастики включает два уровня подготовки. Упражнения второго уровня несколько сложнее в выполнении, но они и более результативны. На этом уровне нам понадобится дополнительный спортивный инвентарь — это небольшой мяч и эластичная лента.

Разминку необходимо выполнять каждый раз перед началом занятий. Напоминаю, что разминка необходима для того, чтобы разогреть и подготовить нужные нам мышцы перед тренировкой, а также разогнать по организму кровь и лимфу.

⏵⏵ РАЗМИНКА «ДОБРОЕ УТРО»

Исходная позиция — встаньте прямо и примите удобное положение; ноги на ширине плеч, носки слегка разведите.

Поднимите руки над головой на ширине плеч ладонями внутрь. Потянитесь вверх, на носки не поднимайтесь, затем руками опишите полный круг и вернитесь в исходное положение.

Когда будете выполнять круг, вы должны вытягиваться с помощью рук во все стороны. Посмотрите внимательно на рисунки 42–45. Чувствуйте ваши грудные мышцы, чувствуйте, как натягивается кожа на груди, в области декольте и на шее. Старайтесь вытягивать руки как можно выше вверху и как можно дальше растянуть в стороны. Задерживаться нигде не нужно, выполняйте разминку, плавно вытягиваясь во все стороны. Дышите равномерно. Выполните растяжку три раза.

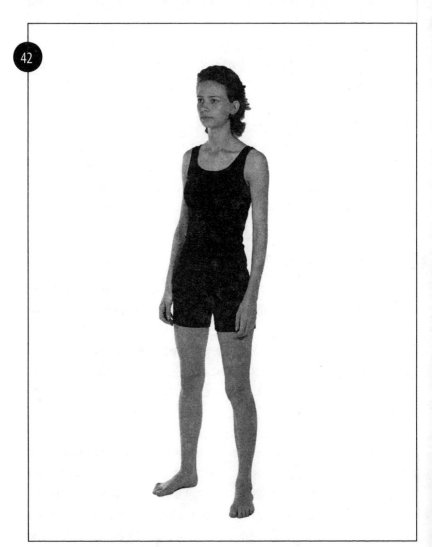

42

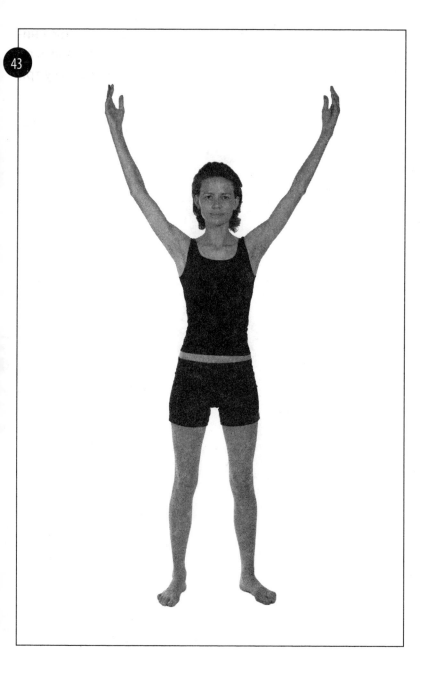

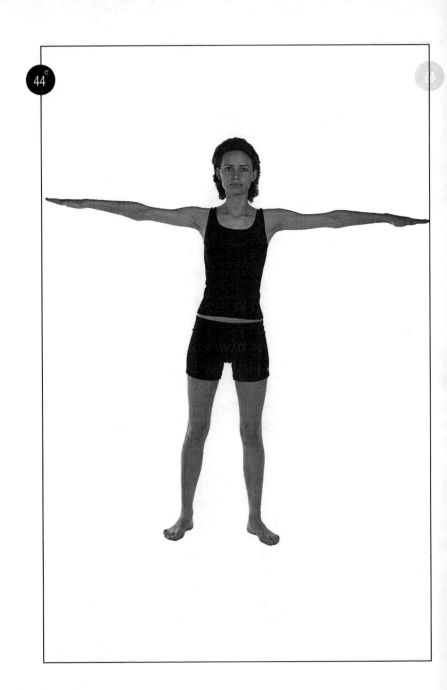

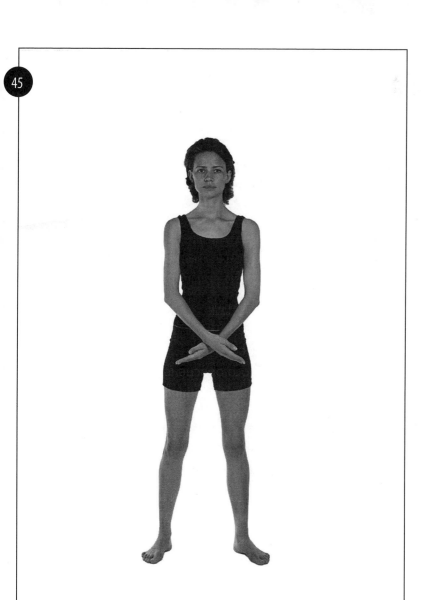

Что надо и чего не надо делать

- Во время кругового потягивания прислушайтесь к своему телу, движения должны быть плавные и достаточно растягивающие мышцы.
- После каждого подхода обязательно следует фаза расслабления мышц, спокойно возвращаемся в исходное положение и отдыхаем несколько секунд.
- Старайтесь дышать свободно, не задерживайте дыхание.

▶▶▶ «СВЕДЕНИЕ ЛОПАТОК — 2»

Исходная позиция — встаньте прямо, примите удобное положение; ноги на ширине плеч. Заведите руки за спину и сцепите пальцы. Если кисти рук расположены ниже талии, растягиваются мышцы верхней и нижней части груди. Это чрезвычайно важно для последующих упражнений аэрогимнастики по увеличению и коррекции груди. Сведите лопатки вместе и задержитесь в таком положении на 30 секунд. Дышите равномерно. Повторите три раза. Чувствуйте, как растягиваются мышцы вашей груди. После выполнения этой разминки вы почувствуете легкость и приятное расслабление мышц.

Что надо и чего не надо делать

- Не прилагайте чрезмерных усилий, растягивая мышцу. Должно пройти как минимум 5 секунд, прежде чем внутренний механизм мышцы адаптируется к новому состоянию. Затем нервная система позволит мышечным волокнам расслабиться и изменит свою длину.
- Удерживайте конечное положение, сведение лопаток, в течение 30 секунд. Вы должны почувствовать, как ощущение

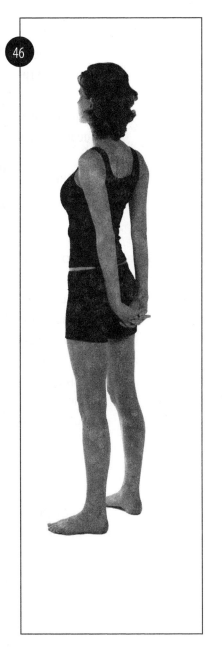
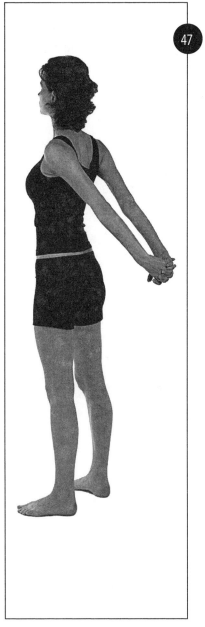

натянутости мышц постепенно ослабляется, вы же при этом нагрузку не ослабляете.

- Избегайте рывков, они запускают обратный механизм, который сокращает мышцу, мы же должны растянуть, подготовить мышцу к последующим упражнениям.
- После каждого подхода обязательно следует фаза расслабления мышц. Спокойно возвращаемся в исходное положение.
- Растягивайте обе стороны грудных мышц, старайтесь достигать абсолютной симметрии.
- Старайтесь дышать свободно, не задерживайте дыхание.

1. УПРАЖНЕНИЕ «БЕРЕЗКА»

Описание упражнения

Исходная позиция — стоя, ноги на ширине плеч. Выполняем дыхательную технику (см. рис. 48, 49, 50) и втягиваем живот под ребра.

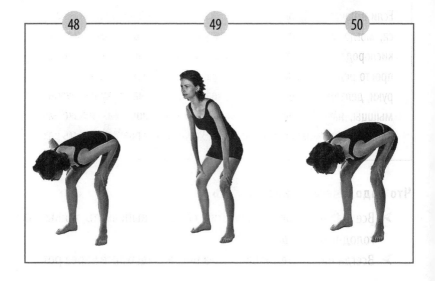

Принимаем основное положение — стоя, ноги на ширине плеч, а руки плотно прижимаем друг к другу. Начиная с локтей, заканчивая ладонями, как это показано на рисунке 51. Медленно начинаем поднимать сложенные руки вверх, при этом уверенно и сильно напрягаем грудные мышцы, чувствуем, как молочные железы, приподнимаясь вместе с мышцей, начинают сдвигаться навстречу друг другу от полученной нагрузки.

ПОЯСНЕНИЯ К УПРАЖНЕНИЮ «БЕРЕЗКА»

Немного напомню вам, как выполняется дыхательная часть упражнений. Для начала делаем выдох через рот, полностью опустошив свои легкие. Постарайтесь выдохнуть как можно глубже. Затем делаем мощный вдох через нос. После этого выполняем длительный и мощный выдох через рот, вплоть до диафрагмы. Как только выдохнули, немедленно начинайте втягивать живот под ребра.

Если в начале первого уровня, когда вы только начинали заниматься, могло возникнуть головокружение от резко возросшего уровня кислорода в крови, то сейчас этого быть уже не должно. Или же вы просто редко занимаетесь. Поднимая плотно прижатые друг к другу руки, делаем усилие и ощущаем возрастающую нагрузку на грудные мышцы, нагрузка буквально вливается в мышцы. Как только мы вдохнули, необходимо расслабиться. Упражнение повторить семь раз.

Что надо и чего не надо делать

- Все дальнейшие упражнения следует выполнять только на голодный желудок.
- Всегда вдыхайте только через нос, а выдыхайте через рот.

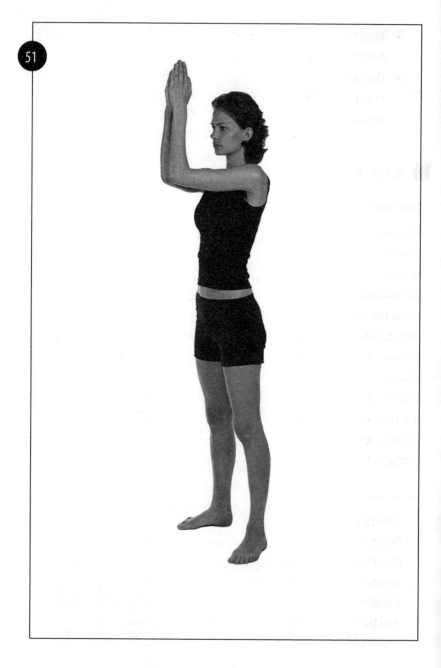

- Уверенно, но осторожно наращивайте силу, старайтесь чувствовать мышцы груди, избегайте рывков.
- Поднимать руки, сложенные вместе, вверх — дело нелегкое, старайтесь не только не разъединять их, а удерживать как можно плотнее.

 2. УПРАЖНЕНИЕ «САРАНЧА»

Описание упражнения

Исходная позиция — удобное положение сидя, как это показано на рисунке 52. Для этого отведите руки в стороны и упритесь кончиками пальцев или ладонями в пол (руки должны быть разведены чуть шире плеч). Начинайте выполнять дыхательную технику из этого положения (выдох через рот, вдох через нос, глубокий выдох через нос, втяжка). Как только сделаете втяжку, сразу принимайте основную позу. Для этого переносим руки к внутренним поверхностям бедер и начинаем упираться на ноги, а ногами в свою очередь давим на руки. Смотрим, как это показано на рисунке 53. Создается противодействие. Сделав вдох, следует расслабиться. Повторить упражнение нужно семь раз.

> **ПОЯСНЕНИЯ К УПРАЖНЕНИЮ «САРАНЧА»**
> После втяжки живота сделайте усилие и поднимите желудок под ребра. Упираясь руками в бедра, вы должны ногами создавать хорошее сопротивление. Таким образом, руки начинают ощущать потребность в увеличении усилий, тем самым давая нагрузку на грудные мышцы. Чувствуйте, проталкивайте напряжение к грудным мышцам.

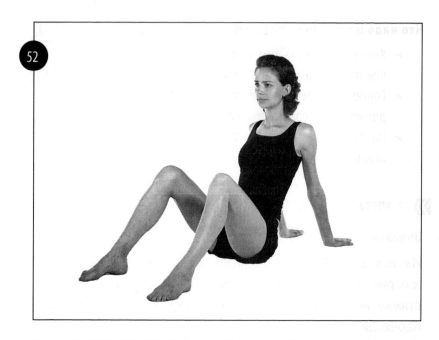

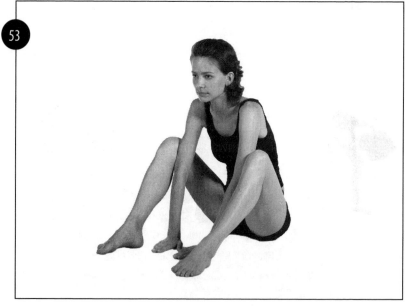

УПРАЖНЕНИЯ ДЛЯ УВЕЛИЧЕНИЯ ГРУДИ

Что надо и чего не надо делать

- Уверенно, но осторожно наращивайте силу, старайтесь чувствовать мышцы груди, избегайте рывков.
- Сопротивление, которое вы будете давать ногами на руки, должно быть соизмеримо по силе.
- На этом этапе ваша мышца уже должна довольно хорошо реагировать на усилия.

3. УПРАЖНЕНИЕ «МЯЧИК»

Описание упражнения

Из исходной позиции выполняем дыхательную технику (см. рис. 54, 55, 56) и втягиваем живот под ребра. Выполняя втяжку, возьмите мяч. Как только выполнили втяжку, сразу переходим в основную позу.

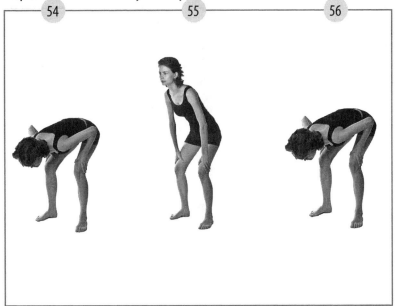

Выпрямляемся во весь рост, спина немного скругленная, ноги на ширине плеч. Руки согнуты в локтях, сжимают мяч. Локти параллельно полу, как это показано на рисунке 58. Стараемся сжимать мяч изо всех сил и плавно поворачива-

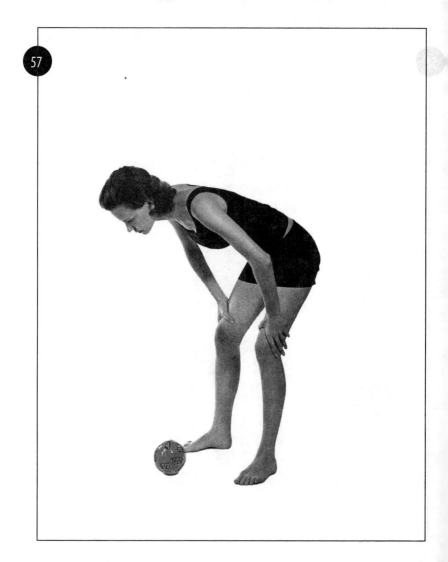

ем кисти рук, чтобы большие пальцы были сверху, продолжая сжимать мяч (см. рис. 59). Как только вдохнули через нос, расслабьтесь (см. рис. 60). Выполнить это упражнение нужно семь раз.

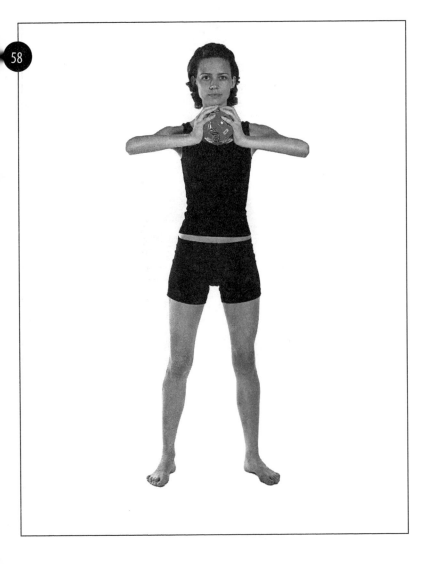

58

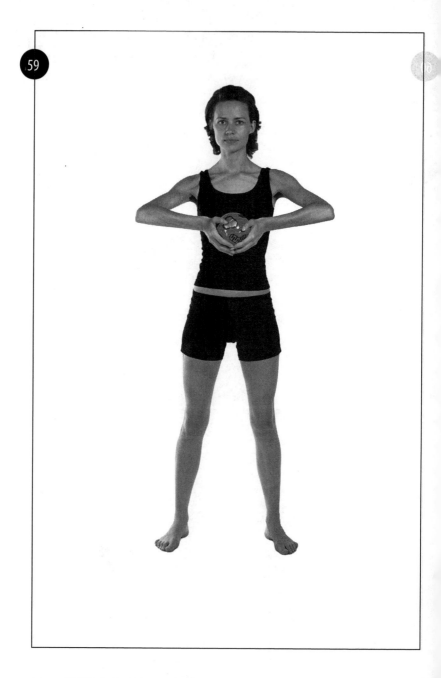

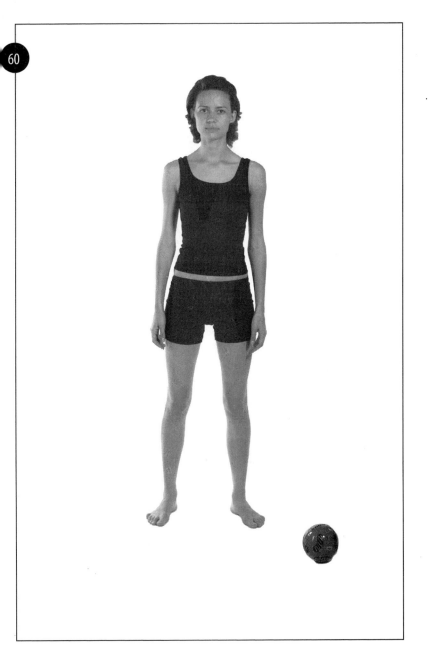

> **ПОЯСНЕНИЯ К УПРАЖНЕНИЮ «МЯЧ»**
>
> Начиная на втяжке сжимать мяч в руках, старайтесь, чтобы нагрузка на грудные мышцы была максимальной. Поворачивая мяч, вы постепенно распространяете нагрузку на большую часть груди, но нагрузку не снимайте. Упражнение очень эффективно, и вы в этом убедитесь довольно скоро.

Что надо и чего не надо делать

- Уверенно, но осторожно наращивайте силу, старайтесь чувствовать мышцы груди, избегайте рывков, давите на мяч плавно, но сильно.
- Руками поворачивайте мяч от себя, чтобы пальцы были сверху, но продолжайте сильное надавливание.
- Главное в этом упражнении — ваше терпение и упорство.

4. УПРАЖНЕНИЕ «ПЛОВЕЦ»

Описание упражнения

Упражнение выполняется без дыхательной техники. Исходная позиция — стоя, ноги на ширине плеч. В руках вы держите эластичную ленту, расстояние между кистями рук должно составлять около 80 сантиметров, как это показано на рисунке 61. Немного растяните ленту и начинайте поднимать руки вверх (см. рис. 62), спокойно проходите плечевой сустав и медленно опускайте руки вниз (см. рис. 63). У вас должен получиться законченный круг (см. рис. 64). Затем, поднимая руки за спиной (см. рис. 65, 66), также немного растягивая ленту, возвращайтесь в исходное положение (см. рис. 67). Упражнение нужно выполнять в полном спокойствии и абсолютной расслабленности. Вместо эластичной ленты можно воспользоваться полотенцем.

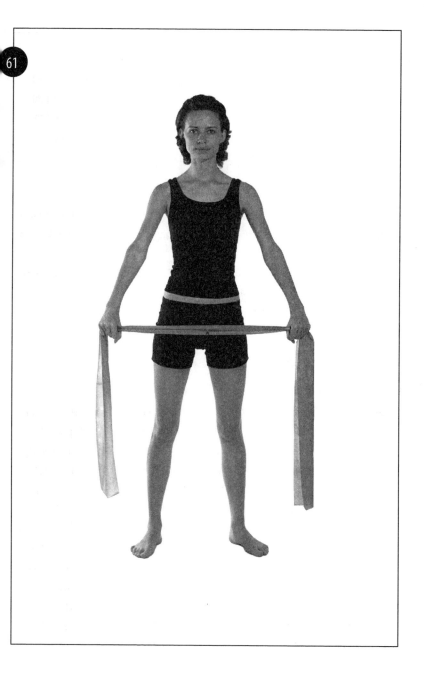

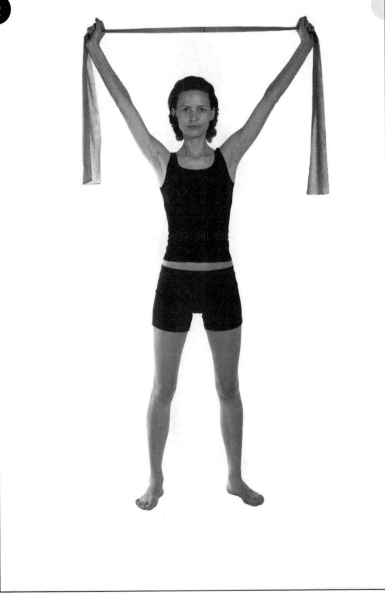

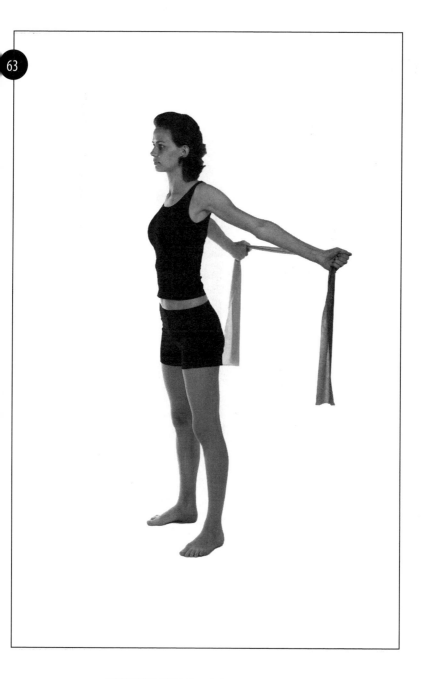

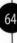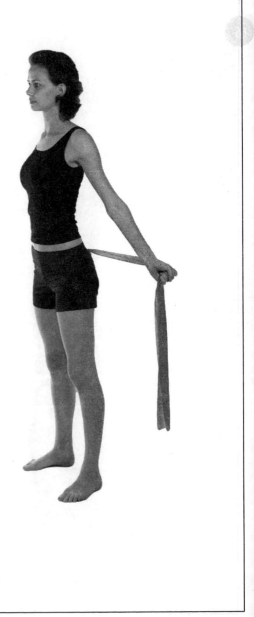

112 УПРАЖНЕНИЯ ДЛЯ УВЕЛИЧЕНИЯ ГРУДИ

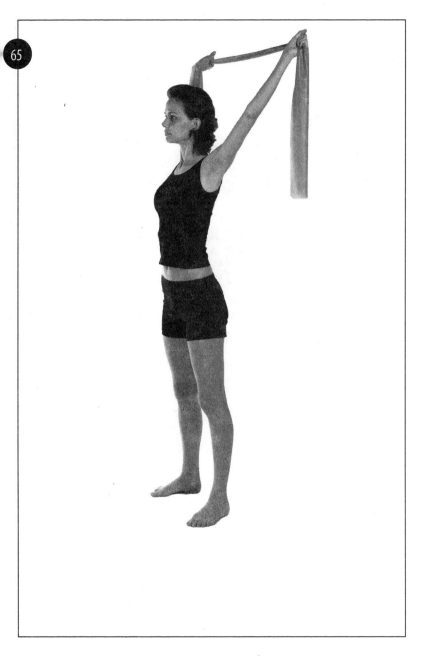

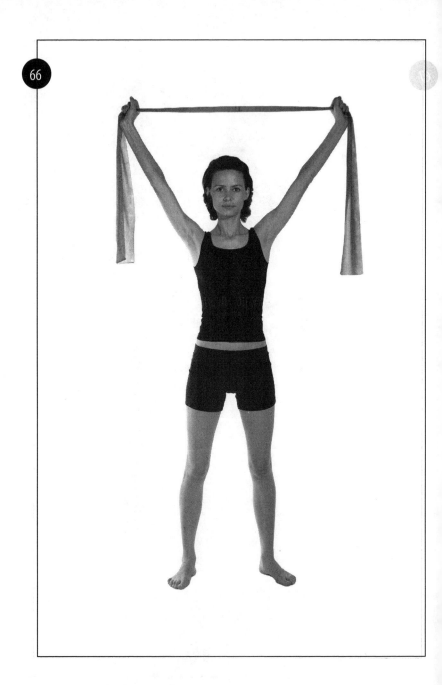

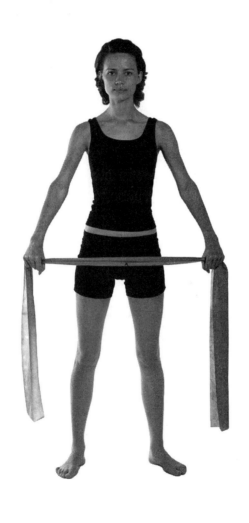

> **ПОЯСНЕНИЯ К УПРАЖНЕНИЮ «ПЛОВЕЦ»**
>
> Во время упражнения руки совершают полный круг. Проходя через плечевые суставы, не торопитесь, выполняйте поворот очень осторожно. Вы не должны испытывать ни малейшего болевого ощущения или дискомфорта. Если у вас не получается выполнить упражнение «Пловец», оставьте его. Попробуете выполнить его немного позже, когда окрепнут мышцы в том случае, если у вас нет проблем с плечевыми суставами.

Что надо и чего не надо делать

- Выполняйте очень осторожно, избегайте рывков.
- Главное при выполнении этого упражнения — ваше спокойствие.

5. УПРАЖНЕНИЕ «СВОДКА»

Описание упражнения

В исходной позиции выполняем дыхательную технику (см. рис. 68, 69, 70) и втягиваем живот под ребра. Сделав втяжку живота, примите основное положение — стоя, ноги на ширине плеч. Руки поднимите до уровня плеч и скрестите их таким образом, чтобы правая рука занимала положение сверху, а левая — снизу (см. рис. 71). Начинайте сводить руки до отказа (см. рис. 72). Как можно сильнее напрягайте грудную мышцу. Повторите три раза. Затем поменяйте положение рук таким образом, чтобы ваша левая рука занимала верхнее положение, а правая — нижнее. Начинайте также сводить руки до отказа, напрягайте грудную мышцу. Повторите три раза.

ПОЯСНЕНИЯ К УПРАЖНЕНИЮ «СВОДКА»

Скрестив руки (см. рис. 71), начинайте постепенно наращивать силу сведения (см. рис. 72). Выполняйте упражнение плавно, без рывков. Каждую секунду старайтесь увеличивать нагрузку и чувствовать грудные мышцы.

День ото дня ваша мышца будет становиться все сильнее и крепче. Упражнение требует некоторого упорства, особенно когда вы почувствуете разницу в несимметричности нагрузки правой и левой руки. Просто во всем нужна тренировка.

Что надо и чего не надо делать

- Не забывайте напрягать мышцы груди при сведении рук.
- Старайтесь плавно увеличивать нагрузку, не делая рывков.
- Старайтесь удерживать интервал втяжки живота не менее 10 секунд (больше можно).

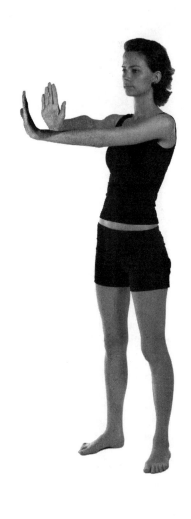

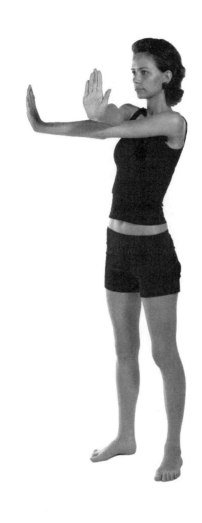

6. УПРАЖНЕНИЕ «КТО КОГО»

Описание упражнения

В исходной позиции выполняем дыхательную технику (см. рис. 73, 74, 75), втягиваем живот под ребра.

Сделав втяжку живота, принимаем основное положение — стоя, ноги на ширине плеч, правую руку поднимите и согните в локте. Левую руку заведите под локоть правой руки и зафиксируйте его. Правую руку приподнимите до линии уровня плеча и начинайте давление на ладонь левой руки, как это показано на рисунке 76. Таким образом, ваша левая рука не дает опуститься вниз правой. Создается противодействие, которое вы должны уверенно наращивать. Ощущайте мощное напряжение в области грудных мышц. Как только вдохнете, расслабьтесь и отдохните. Повторите упражнение три раза. Затем поменяйте руку, повторите три раза.

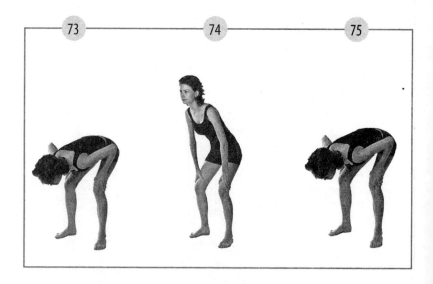

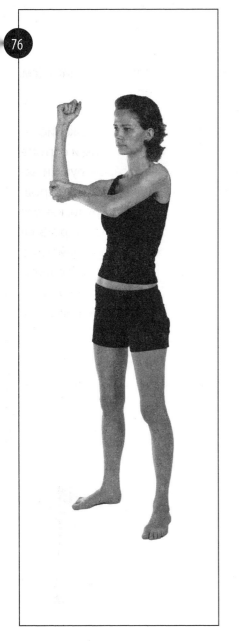
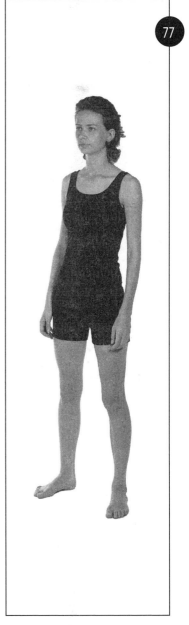

АЭРОГИМНАСТИКА ПО УВЕЛИЧЕНИЮ И КОРРЕКЦИИ ГРУДИ

> **ПОЯСНЕНИЯ К УПРАЖНЕНИЮ «КТО КОГО»**
>
> Упражнение выполняется довольно легко. Главное — увеличивайте нагрузку по мере укрепления грудных мышц на втяжке живота. Ваша грудь, напрягаясь, будет заметно приподниматься в такт подачи нагрузки. Все остальное за вас выполнит задержка дыхания. Не стойте на месте, развивайтесь дальше. Чем больше будет напрягаться мышца, тем больше и быстрее получите эффект увеличения груди.

Что надо и чего не надо делать

- Не забывайте напрягать мышцы груди при усилении противодействия.
- Старайтесь плавно увеличивать нагрузку, не делая рывков.
- Старайтесь удерживать интервал втяжки живота не менее 10 секунд (больше можно).
- Главное в этом упражнение — ваше терпение и упорство.

7. УПРАЖНЕНИЕ «ОБЪЯТИЯ»

Описание упражнения

В исходной позиции выполняем дыхательную технику (см. рис. 78, 79, 80), втягиваем живот под ребра.

Сделав втяжку живота, принимайте основное положение — стоя, ноги на ширине плеч. Руками обхватите себя за плечи, при этом старайтесь сильно напрячь мышцы груди.

Сначала сверху находится правая рука, как это показано на рисунке 81. Держать объятия нужно только на втяжке живота, как только вы сделали вдох, расслабьтесь и примите исходное положение (см. рис. 82). Выполните упражнение три раза. Затем поменяйте положение рук, повторите упражнение три раза.

> **ПОЯСНЕНИЯ К УПРАЖНЕНИЮ «ОБЪЯТИЯ»**
> Упражнение выполняется довольно легко и приятно. Главное — увеличивайте нагрузку по мере укрепления грудных мышц. Увеличивайте и задержку, если это возможно. Не стойте на месте, развивайтесь дальше, грудная мышца с удовольствием пойдет вам навстречу.

Что надо и чего не надо делать
- Не забывайте напрягать мышцы груди во время объятий.
- Старайтесь плавно увеличивать нагрузку, не делая рывков.
- Старайтесь удерживать интервал втяжки живота не менее 10 секунд (больше можно).

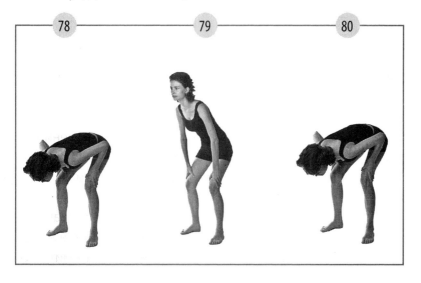
78 79 80

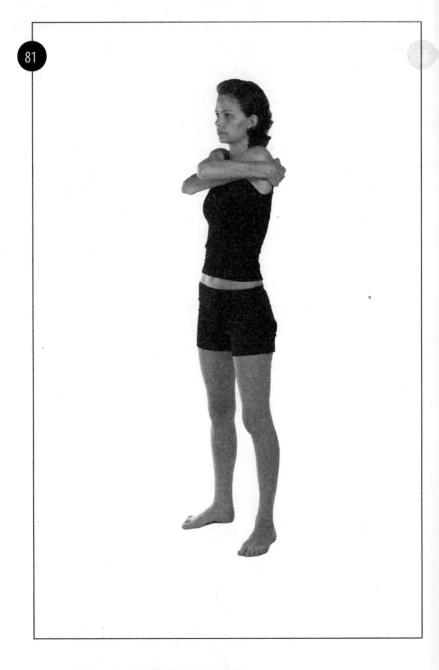

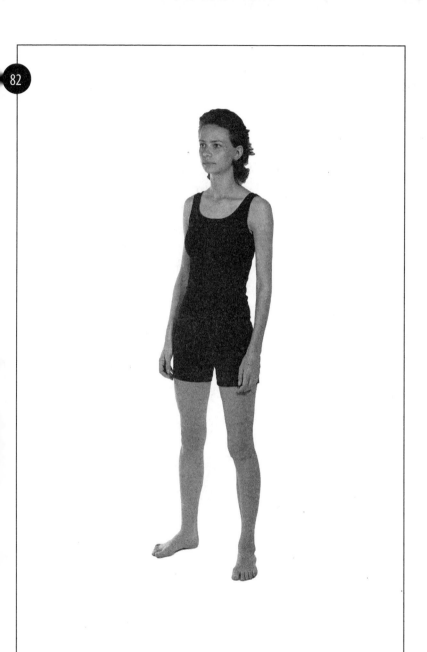

8. УПРАЖНЕНИЕ «ВЕНЕЦ»

Описание упражнения

В исходной позиции выполняем дыхательную технику (см. рис. 83, 84, 85), втягиваем живот под ребра.

Сделав втяжку, принимайте основное положение — стоя, ноги на ширине плеч. Поднимите и разведите руки в стороны до уровня плеч, ладони разверните вверх.

Поднимите руки вверх над головой, согните в локтях и соедините ладони, как это показано на рисунке 86. Начинайте давить на ладони достаточно сильно.

Как только вдохнули, опустите руки и расслабьтесь (см. рис. 87). Повторите упражнение семь раз.

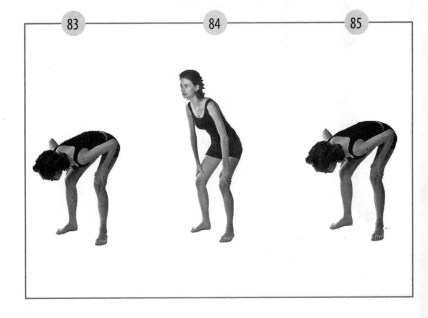

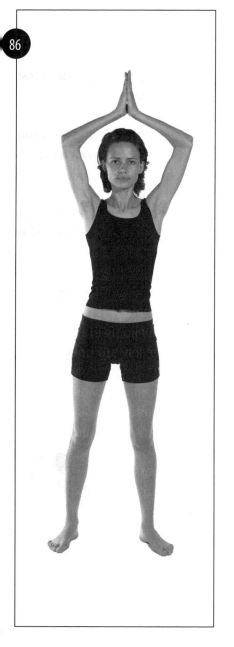
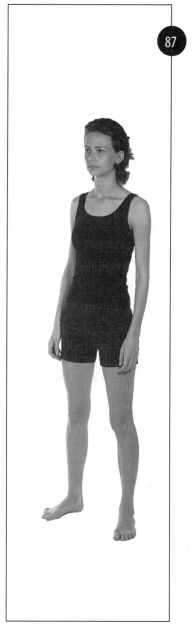

> **ПОЯСНЕНИЯ К УПРАЖНЕНИЮ «ВЕНЕЦ»**
> Упражнение выполняется только на втяжке живота. Давить на ладони вы должны довольно сильно, прилагая при этом большие усилия. Ваша грудь должна приподниматься кверху на пару сантиметров в такт подачи нагрузки. На вдохе идет фаза расслабления. Стойте на втяжке как можно дольше, и тогда успех будет достигнут быстрее.

Что надо и чего не надо делать

- Обязательно поднимайте руки через стороны для правильного расположения локтей и кистей.
- Не забывайте напрягать мышцы груди при усилении противодействия.
- Старайтесь плавно увеличивать нагрузку, не делая рывков.
- Главное в этом упражнение — ваше терпение и упорство.

9. УПРАЖНЕНИЕ «ДАВИЛКА»

Описание упражнения

В исходной позиции выполняем дыхательную технику (см. рис. 88, 89, 90), втягиваем живот под ребра.

Принимаем положение — стоя, ноги на ширине плеч, руки необходимо сложить в молитвенном жесте, как это показано на рисунке 91.

Разверните пальцы к себе и начинайте сильно давить на ладони (см. рис. 92). Стоим в основной позе столько, на сколько хватит сил держать втяжку. Повторить семь раз.

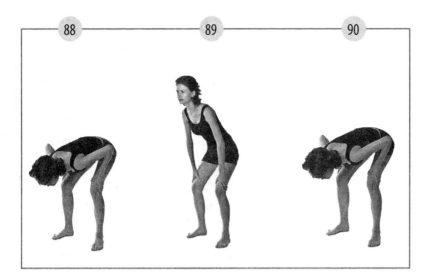

> **ПОЯСНЕНИЯ К УПРАЖНЕНИЮ «ДАВИЛКА»**
> Упражнение выполняется только на втяжке живота, давление на ладони с разворотом на себя.
>
> Усилие выполнять постепенно, не рывками. Ваша грудь должна приподниматься кверху на несколько сантиметров в такт подачи нагрузки. Обязательно прочувствуйте это.
>
> На вдохе идет фаза расслабления.

Что надо и чего не надо делать

- Не делайте резких движений, рывков.
- После каждого подхода обязательно следует фаза расслабления мышц, спокойно возвращаемся в исходное положение.
- Старайтесь чувствовать грудные мышцы по областям, это очень важно.

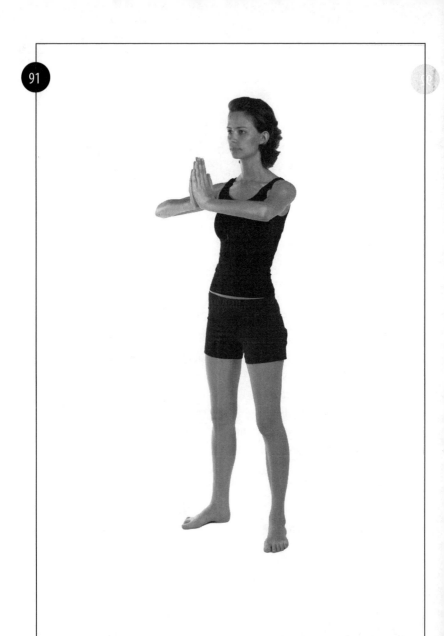

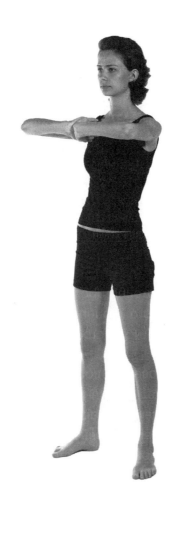

Подводим итоги

Вот мы с вами и подошли к окончанию второго уровня аэрогимнастики по увеличению и коррекции груди. К тому времени, как упражнения данного уровня будут получаться у вас в полной мере, ваша грудь должна увеличиться в объеме минимум на один-два размера. Кто сколько занимался и с каким постоянством. Лучше всего, если в первый месяц вы будете заниматься ежедневно, для того чтобы увидеть и сравнить то, что было, с тем, что стало. Затем можно либо поддерживать результат, занимаясь хотя бы один раз в неделю, либо улучшать показатели и достижения, занимаясь более регулярно, три-четыре раза в неделю. Выполняйте эти упражнения до тех пор, пока они не будут вызывать у вас затруднений. Продолжайте заниматься.

> Неважно, на каком уровне аэрогимнастики вы находитесь. Для улучшения эффекта вам просто необходимо, кроме упражнений, выполнять еще некоторые рекомендации.

Первая рекомендация — это самомассаж груди, который справится с застойными явлениями, обновит и оживит железистую ткань. Вторая рекомендация — это, конечно, правильное питание, которое распределит жировую ткань в молочной железе, а на бедрах не позволит отложиться ни одному грамму.

Часть III
УПРАЖНЕНИЯ ДЛЯ КОРРЕКЦИИ ОСАНКИ

Вы сутулитесь? Скорее всего, ответ будет — да. С детства мы все знаем, что неправильная осанка — это не только эстетически не привлекательно, но ещё и приводит к смещению положения внутренних органов и развитию многих болезней. Нам объясняли это родители, а мы в свою очередь разъясняем это своим детям. Но что толку? Посмотрите вокруг, мы уже перестали замечать, кто сутулый, а кто нет, потому что сутулые кругом все, практически поголовно, кто в меньшей степени, а кто в большей. Сейчас бросается в глаза, когда человек идет, гордо расправив плечи, с высоко поднятой головой, а это должно быть нормой.

Для чего я поднимаю этот вопрос в своей книге? Да потому что сутулость и красивая грудь — несовместимые вещи, противоположные.

Что же такое неправильная осанка? Раньше это понятие распространялось только на школьников и студентов. Сейчас же оно распространяется абсолютно на всех. Работа за компьютером очень способствует развитию сутулости. Давайте рассмотрим среднестатистическую степень сутулости. Посмотрите, пожалуйста, голова тянется вниз, шеи не видно, плечи опущены, грудь впалая, живот выпирает, а ягодицы плоские. Жалкое зрелище.

> Когда осанка только начинает портиться, совсем не трудно выпрямить спину, но когда мы не обращаем на эту проблему никакого внимания годами или десятилетиями, то выпрямить спину становится уже очень трудно и болезненно. Мышцы спины становятся неестественно длинными и слабыми, они уже не могут поддерживать правильное положение тела. Мышцы грудной клетки и брюшного пресса укорачиваются и не дают развернуться в правильное положение. Вот тут-то и начинаются большие проблемы со здоровьем.

Подойдите к зеркалу и посмотрите на себя в разных положениях, сначала ссутулившись, а затем расправьте плечи, вскиньте подбородок, поднимите грудь и по возможности подтяните живот. Посмотрите на себя сейчас. Вы уже нашли десять отличий от того первоначального вопросительного знака? Не правда ли, сутулость создает впечатление усталости, виноватости, услужливости, безысходности и сильно заниженной самооценки. А ведь именно так вас видят окружающие люди на улице, коллеги на работе... Кроме общего печального внешнего вида страдают все органы и системы. Если описывать проблемы со здоровьем от сутулости очень подробно, то это будет отдельная книга, нам же надо понять, что сутулый человек нездоров и некрасив.

Избавиться от сутулости просто необходимо, но для этого нужны желание, немного терпения и самоконтроль. Предлагаю несколько достаточно простых упражнений для коррекции осанки.

1. УПРАЖНЕНИЕ «ВВЕРХ»

Исходное положение — стоя, ноги вместе, руки по швам (см. рис. 1). Медленно поднимаем руки над головой и начинаем тянуться вверх. Пятки от пола не отрывать (см. рис. 2). Положение вытяжки удерживать 30 секунд, затем опустить руки через стороны вниз и расслабиться. Но это не означает, что можно опять сутулиться, следите за уровнем своих плеч. Дышите спокойно. Повторите упражнение три раза.

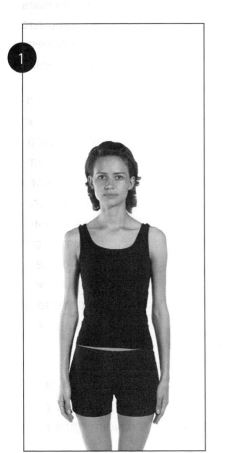
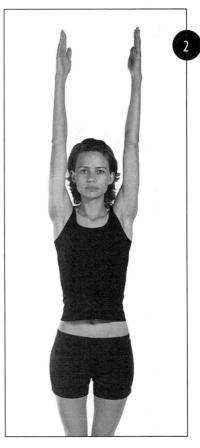

2. УПРАЖНЕНИЕ «ЛОПАТКИ»

Исходное положение — стоя, ноги вместе, руки положите на талию (см. рис. 3). Отведите плечи назад, сведите лопатки вместе и удерживайте это положение в течение 30 секунд (см. рис. 4).

Дышите равномерно, спокойно. Затем вернитесь в исходное положение, расслабьтесь. Повторите упражнение три раза.

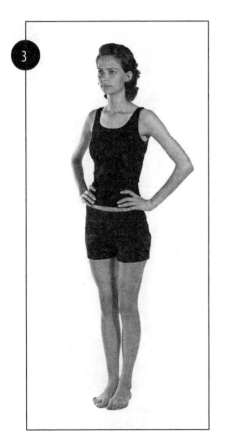
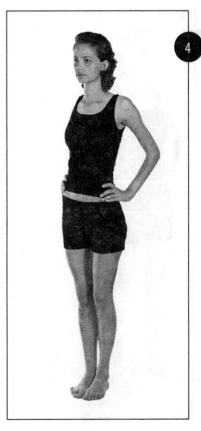

3. УПРАЖНЕНИЕ «НАКЛОН»

Исходное положение — стоя, ноги на ширине плеч, руки положите на талию (см. рис. 5). Наклоните корпус вперед, прогибая грудной отдел, руки разведите в стороны, ладонями вниз (см. рис. 6). В течение 30 секунд вы должны плавно покачиваться вверх и вниз. При этом при прогибе вниз ваши руки, как крылья, должны, поднимаясь, сдвигать лопатки вместе. Дыхание спокойное. Упражнение нужно повторить три раза.

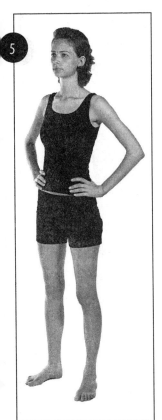
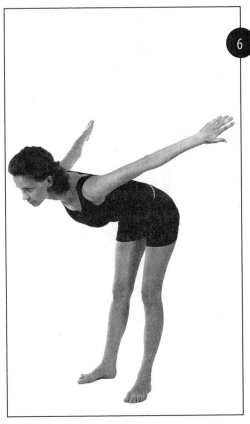

4. УПРАЖНЕНИЕ «ВЫГИБАНИЕ»

Исходное положение, лежа на животе, руки упираются в пол (см. рис. 7). Выпрямляя руки, максимально прогибайтесь в грудном отделе позвоночного столба, смотреть нужно прямо перед собой, голову назад не откидывать, макушкой тянемся к потолку, осторожно вытягивая шею (см. рис. 8). Удерживайте это положение 30 секунд. Затем расслабьтесь и положите голову на руки, отдохните 5 секунд. Дыхание спокойное. Упражнение нужно повторить три раза.

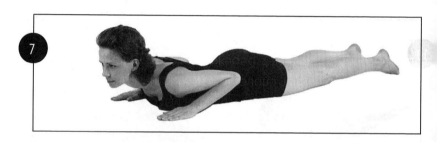

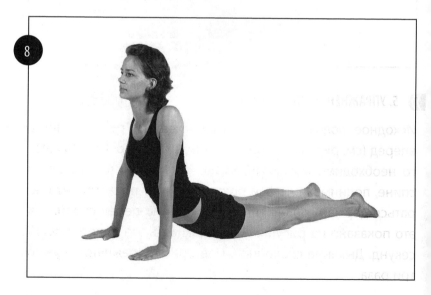

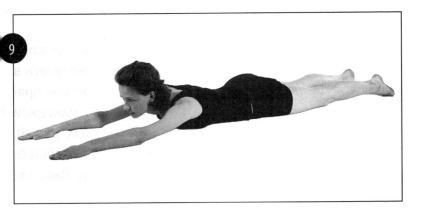

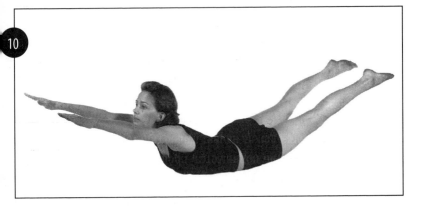

5. УПРАЖНЕНИЕ «ЛОДОЧКА»

Исходное положение — лежа на животе, руки вытянуть вперед (см. рис. 9). Принять положение «Лодочка». Для этого необходимо максимально, но осторожно прогнуться в спине, поднимая плечи и прямые ноги от пола, голову стараться держать ровно и смотреть прямо перед собой, как это показано на рисунке 10. Удерживать это положение 15 секунд. Дыхание спокойное. Повторить упражнение нужно три раза.

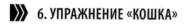

6. УПРАЖНЕНИЕ «КОШКА»

Исходное положение — стоя на четвереньках, ладонями упираемся в пол (см. рис. 11). Начинаем поднимать спину вверх, как это делает рассерженная кошка (см. рис. 12). Положение выгнутой спины удерживаем в течение 30 секунд. Возвращаемся в исходное положение. Дыхание спокойное. Повторить упражнение нужно три раза.

Что надо и чего не надо делать

- Во время потягивания прислушайтесь к своему телу, движения должны быть плавные и достаточно растягивающие мышцы.
- Удерживайте конечное положение потягивание вверх в течение 15—30 секунд.
- Не прилагайте чрезмерных усилий, растягивая мышцу. Должно пройти как минимум 5 секунд, прежде чем внутренний механизм мышцы адаптируется к новому состоянию. Затем нервная система позволит мышечным волокнам расслабиться и изменит свою длину.
- Удерживайте конечное положение в течение 30 секунд. Вы должны почувствовать, как ощущение натянутости мышц постепенно ослабляется, вы же при этом нагрузку не ослабляете.
- Избегайте рывков, они запускают обратный механизм, который сокращает мышцу, мы же с вами должны растянуть, подготовить мышцу к последующим упражнениям.
- После каждого подхода обязательно следует фаза расслабления мышц, спокойно возвращаемся в исходное положение.
- Растягиваясь, старайтесь достигать абсолютной симметрии.
- Старайтесь дышать свободно, не задерживайте дыхание.

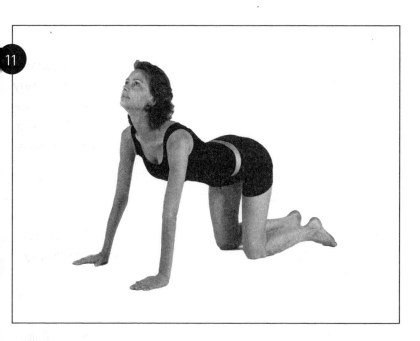

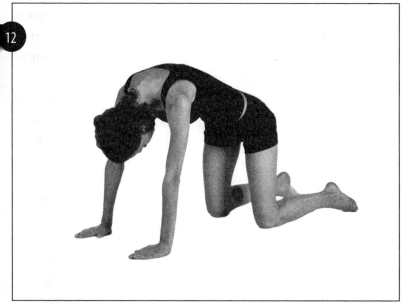

При выполнении упражнений следует постоянно следить за осанкой. Занятия гимнастикой способны предотвратить бурное прогрессирование сутулости и повысить функциональные возможности позвоночника.

> **Корректировка осанки** — это один из важнейших моментов в комплексе по увеличению и коррекции груди. Так как именно сутулость скрадывает объем и форму. Распрямите плечи, вы сразу станете более подтянутой, грудь поднимется, пропорции вашего тела выровняются, из-за чего одежда начнет лучше сидеть.

Представьте, что невидимая сила тянет вас за макушку как можно выше. Плечи остаются внизу, а шея удлиняется. Плечи немного отведите назад, раскройте грудь. Поднимая грудь, вы начинаете выглядеть выше и стройнее, это, в свою очередь, заставит вас втягивать живот.

Итак, вперед! Поднимите грудь, втяните живот и покажите миру новую себя. Вскоре красивая осанка и красивая грудь станут для вас естественными.

Часть IV
САМОМАССАЖ ГРУДИ

Массаж возник в глубокой древности. Само слово «массаж» происходит от греческого слова, которое означает «месить», «мять», «поглаживать». Для массажа молочных желез больше подходит слово «поглаживать», так как массаж данной области требует бережливого отношения. Массаж молочных желез оказывает многообразное и очень благотворное физиологическое воздействие:

- кожа очищается от отторгающихся роговых чешуек эпидермиса, а вместе с ними от посторонних частиц (пыль и др.), попавших в поры кожи, и микробов, обычно находящихся на поверхности кожи;
- улучшается кровоснабжение молочной железы, а следовательно, происходит избавление от застойных явлений;
- улучшается лимфоток, с помощью которого из молочной железы к лимфатическим узлам выводятся соли, токсины и яды жизнедеятельности организма;
- улучшается секреторная функция потовых и сальных желез, и очищаются их выводные отверстия от секрета;
- повышается кожно-мышечный тонус, что делает кожу груди очень гладкой, плотной и эластичной;

На сегодняшний день самомассаж остается самым доступным способом оздоровления и обновления тканей молочной железы. Преимущество самомассажа по сравнению с другими видами массажа в простоте, доступности приемов, возможности менять дозировку по времени и силе воздействия и в зависимости от цели.

Методика самомассажа, построенная с учетом клинико-физиологических принципов, является эффективным средством лечения, восстановления тонуса и эластичности вялых мышц, а главное — служит для предупреждения и профилактики различных заболеваний. Одним из важнейших условий самомассажа молочной железы является ее лимфодренаж.

Лимфодренаж — это воздействие на мягкие ткани молочной железы с целью добиться оттока избыточной жидкости и продуктов обмена веществ по лимфатическим сосудам. Он позволяет избавиться от застойных явлений в тканях, которые неизбежно возникают с возрастом, а также при погрешностях в питании, при гиподинамии.

Под воздействием самомассажа улучшаются кровоснабжение и лимфоток, что приводит к укреплению тканей, активизируется выработка коллагена и эластина, отвечающих за молодость кожи. При систематическом ручном лимфодренаже происходит лифтинговый эффект за счет повышения тонуса мышц и кожи. Для ручного лимфодренажа молочной железы характерны серии легких и пружинистых, ритмичных надавливаний и поглаживаний, скользящие волновые движения по ходу тока лимфы, исключая любые болезненные восприятия. Ручной лимфодренаж в сочетании с аэрогимнастикой по увеличению и укреплению женской груди усиливает общий эффект. Всего пятнадцать минут, и лимфодренаж в домашних условиях может оказать неоценимую услугу вашему телу. Равномерное распределение жидкости улучшит циркуляцию лимфы, поможет донести полезные вещества к каждой клетке вашей железы, поможет обрести красоту и молодость.

Приступая к освоению методики самомассажа, необходимо соблюдать следующее — все движения массирующей руки совершать по ходу тока лимфы к ближайшим лимфатическим узлам. То есть в нашем случае массируем молочную железу спереди и в стороны по направлению к подмышечным лимфатическим узлам.

ЗАПОМНИТЕ:
- подмышечные лимфатические узлы не массировать;
- сила массируемых движений не должна быть болезненной;
- стремиться к максимальному расслаблению массируемых областей;
- руки и тело должны быть чистыми;
- самомассаж можно проводить через тонкое хлопчатобумажное или шерстяное бельё.

Необходимо отметить, что самомассаж требует от нас достаточной мышечной энергии. Самомассаж можно проводить в любое время суток, в любой удобной позе. Зная основы точечных воздействий, можно эффективно предупреждать различные нарушения функций и заболевания, а также тонизировать вялые мышцы.

> **Общими противопоказаниями к самомассажу являются сильные боли любого характера и локализации, психические заболевания, гипертензия, тошнота, рвота, боли невыясненного характера, легочная, сердечная, печеночная недостаточность.**
>
> **В любом случае противопоказания к массажу, самомассажу носят временный характер. Противопоказаниями местного характера являются острый мастит, онкологические заболевания.**

При самомассаже молочных желез можно применять такие манипуляции, как: поглаживание, растирание, прерывистая вибрация, пунктирование. Все движения должны быть от соска к основанию молочной железы.

В нашем случае массажные приемы делят по физиологическому действию: на кожу (поглаживание и растирание) и на железу (прерывистая вибрация, пунктирование).

На кожу производится действие тонизирующее, на ткань молочной железы — лимфодренажное.

▶▶▶ ПОГЛАЖИВАНИЕ

Поглаживание — это манипуляция, при которой массирующая рука скользит по коже, не сдвигая ее в складки, с различной степенью надавливания. Начинать самомассаж нужно обязательно с поглаживания.

Физиологическое влияние

При поглаживании кожа очищается от роговых чешуек, остатков секрета потовых и сальных желез, улучшается кожное дыхание, активизируется секреторная функция кожи.

Трофика (совокупность процессов клеточного питания, обеспечивающих сохранение структуры и функции) кожи значительно изменяется. Усиливаются обменные процессы, повышается кожно-мышечный тонус, кожа становится гладкой, эластичной, упругой, усиливается микроциркуляция за счет раскрытия резервных капилляров (покраснение). Поглаживание оказывает значительное действие и на сосуды молочной железы, тренируя и тонизируя их. При поглаживании облегчается отток крови и лимфы, что способствует уменьшению отеков внутренних тканей.

Данный прием помогает быстрому удалению продуктов обмена и распада в интересующей нас зоне. Поглаживание действует обезболивающе и рассасывающее.

Техника основных приемов поглаживания

Плоскостное поглаживание. Ваша кисть (инструмент воздействия) без напряжения с выпрямленными пальцами, находящимися в одной плоскости, производит движения от соска (см. рис. 1) к основанию (см. рис. 2) (продольно, поперечно, кругообразно, спиралевидно). Продолжительность воздействия этой манипуляции — около одной минуты. Считайте про себя до 60. Затем переходите на другую молочную железу. При этом вы чувствуете ощущение тепла и расслабленности.

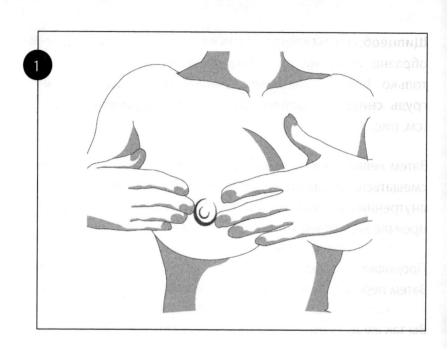
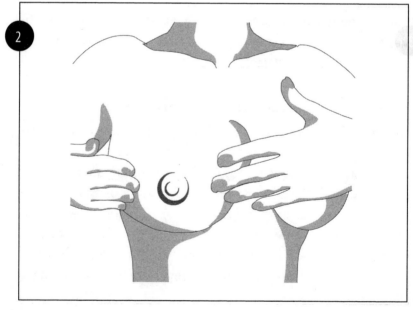

Щипцеобразное поглаживание. Выполняется щипцеобразно сложенными пальцами, чаще I—II—III—IV или только I—II—III пальцами. Левая рука поддерживает грудь снизу, а правая выполняет поглаживание сверху (см. рис. 3 и 4).

Затем левая рука поддерживает грудь сверху, не давая ей смещаться, чтобы не было дополнительного растяжения внутренних соединительно-тканных волокон, а правая рука производит поглаживание снизу.

Продолжительность воздействия — около одной минуты. Затем переходите на другую молочную железу.

Вы так же должны чувствовать приятное тепло своих рук.

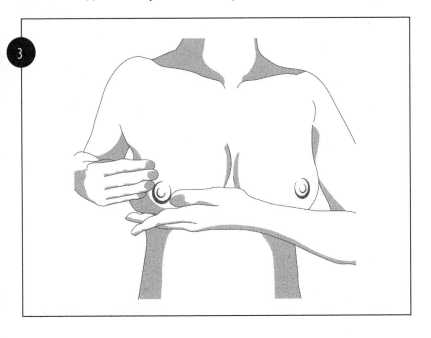

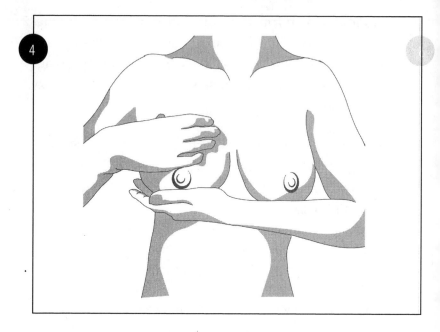

Граблеобразное поглаживание. Проводится граблеобразно расставленными пальцами обеих кистей, можно с умеренным отягощением, кисть под углом к массируемой груди от 30 до 40 градусов, от соска к основанию (см. рис. 5 и 6).

Выполняйте эту манипуляцию по продолжительности около одной-двух минут.

Не пытайтесь продавливать железу, движения легкие и осторожные, попытайтесь потрогать все дольки молочной железы с одной и с другой стороны.

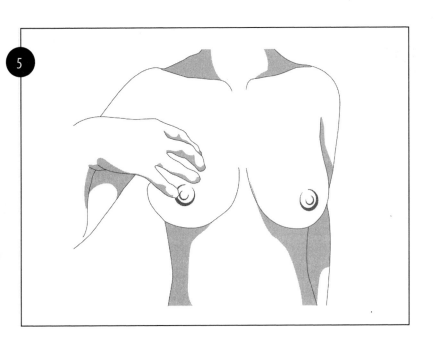

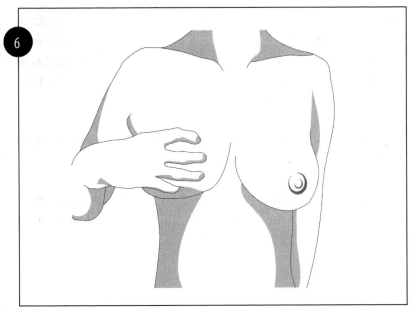

Гребнеобразное поглаживание. Выполняется костными выступами основных фаланг полусогнутых в кулак пальцев обеих кистей от соска к основанию груди (см. рис. 7 и 8). Движения должны быть мягкими и осторожными. Не давите на молочную железу, не доставляйте себе неприятных ощущений. Эта манипуляция называется поглаживание, помните это. Продолжительность гребнеобразного поглаживания около одной минуты, затем переходите на другую молочную железу.

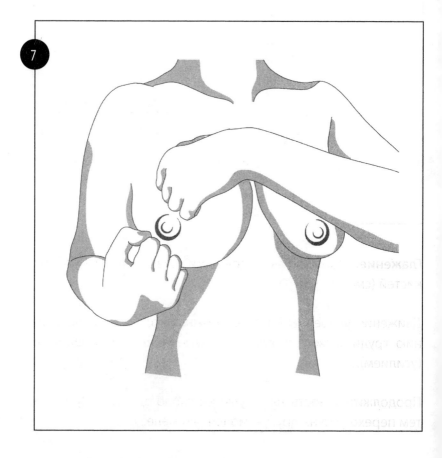

7

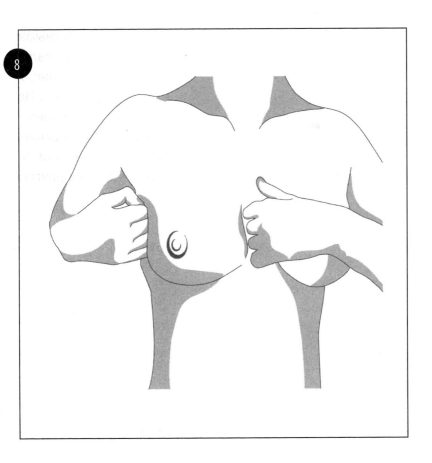

Глажение. Проводится ладонными поверхностями обеих кистей (см. рис. 9 и 10).

Движения уверенные, но осторожные, от соска к основанию груди, можно выполнять с умеренным отягощением (усилием).

Продолжительность манипуляции около одной минуты, затем переходите на другую молочную железу.

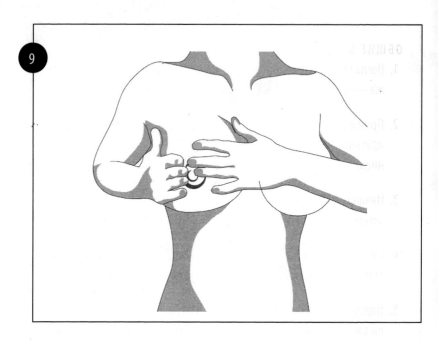

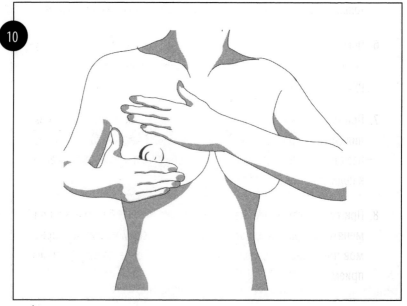

154 УПРАЖНЕНИЯ ДЛЯ УВЕЛИЧЕНИЯ ГРУДИ

ОБЩИЕ МЕТОДИЧЕСКИЕ УКАЗАНИЯ

1. Поглаживание выполняют в любой удобной позе для самомассажа — стоя, сидя, лежа. Выбор остается за вами.

2. Прием осуществляется как самостоятельно, так и в сочетании с другими приемами — растиранием, вибрацией, пунктированием.

3. Начинать самомассаж молочной железы нужно с поглаживания, затем использовать его в процессе и им следует заканчивать.

4. Вначале применяют поверхностное поглаживание, затем по нарастающей нагрузке более глубокое.

5. Плоскостное поверхностное поглаживание можно проводить как по току лимфотока, так и против него, а все остальные приемы — только по ходу лимфотока до ближайших лимфатических узлов.

6. Поглаживание делают медленно (24–26 движений в одну минуту), плавно, ритмично, с разной степенью надавливания на массируемую молочную железу.

7. При нарушении кровообращения, болезненности все поглаживания следует проводить выше проблемных участков, в нашем случае от соска молочной железы, все движения — по направлению к подмышечным лимфатическим узлам.

8. При сеансе самомассажа молочных желез не обязательно применять все разновидности основных и вспомогательных приемов поглаживания, можно выбирать наиболее приглянувшийся прием.

Наиболее часто встречающиеся ошибки

- Слишком сильно давление при выполнении приема, вызывающее неприятное ощущение или даже боль, что неприемлемо при выполнении самомассажа данной области.
- Неплотно прилегают пальцы к поверхности, что приводит к неравномерному воздействию на молочную железу и внутренние мышцы.
- Очень быстрый темп и резкое выполнение приема, смещение кожи вместо скольжения по ней.

▶▶▶ РАСТИРАНИЕ

Растирание — это манипуляция, при которой массирующая рука никогда не скользит по коже, а смещает ее, производя сдвигание.

Физиологическое влияние

Растирание действует энергичнее поглаживания, способствует увеличению подвижности массируемых тканей молочной железы по отношению к подлежащим слоям. При этом усиливается приток лимфы и крови к железе и мышцам, что значительно улучшает их питание и обменные процессы.

Прием способствует не только сократительной функции междолькового соединительно-тканного аппарата, эластичности железы и кожи, но и разрыхлению, размельчению патологических образований в различных слоях молочной железы.

Техника основных приемов растирания

Прямолинейное растирание. Выполняется на молочной железе подушечками одного или нескольких пальцев (см. рис. 11 и 12). Все движения мягкие, безболезненные, выполняются по направлению от соска к основанию груди. Продолжительность манипуляции по всей молочной железе — около одной минуты, но нельзя задерживаться на одном сегменте более 10 секунд. Затем переходите на другую грудную железу.

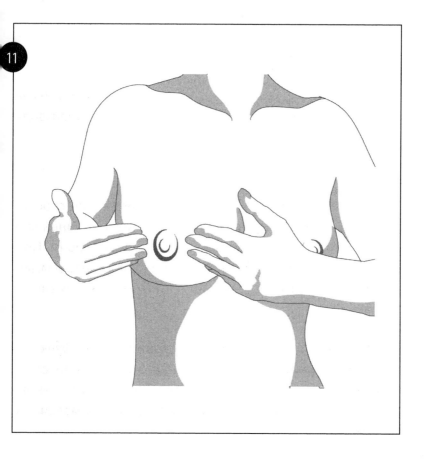

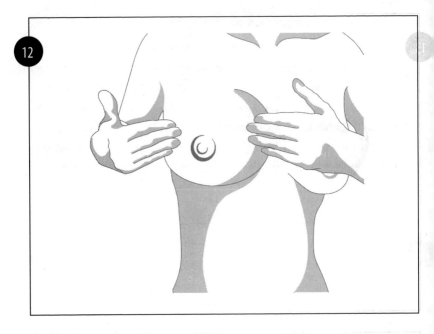

Круговое растирание. Проводится с круговым смещением кожи подушечками пальцев, можно тыльной стороной согнутых пальцев или отдельными пальцами (см. рис. 13 и 14).

Растирание проводят с отягощением — одной или двумя руками попеременно. При выполнении данного приема одной рукой, другой обязательно грудь поддерживаем. Все движения — только от соска к основанию груди.

Попытайтесь прощупать все дольки молочной железы на наличие застойных явлений, узелков. Продолжительность манипуляции по всей молочной железе около одной минуты, но нельзя задерживаться на одном сегменте более 10 секунд. Затем переходите на другую грудную железу.

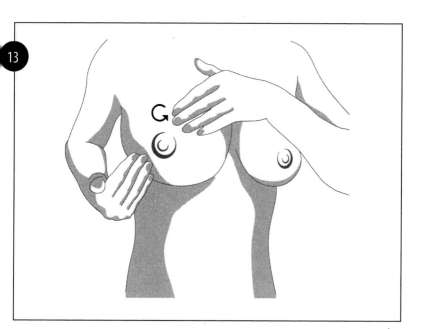

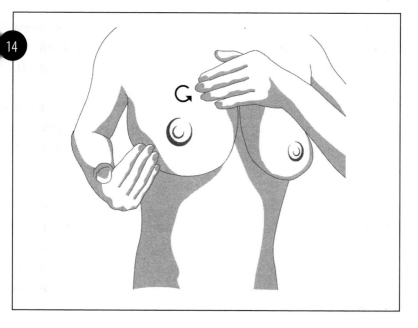

Спиралевидное. Осуществляется основанием ладони или кулаком кисти, можно обеими руками попеременно. При выполнении данного приема одной рукой, другой обязательно грудь поддерживаем (см. рис. 15 и 16).

Продолжительность манипуляции по всей молочной железе — около одной минуты, но нельзя задерживаться на одном сегменте более 10 секунд. Затем переходите на другую грудную железу.

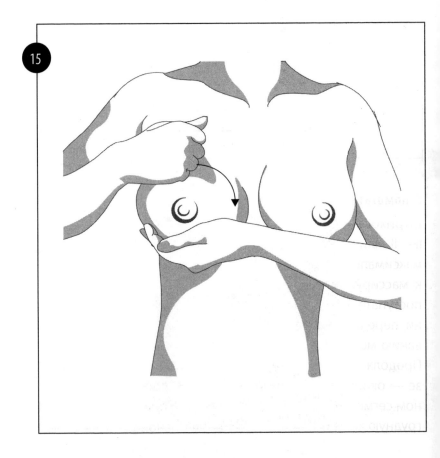

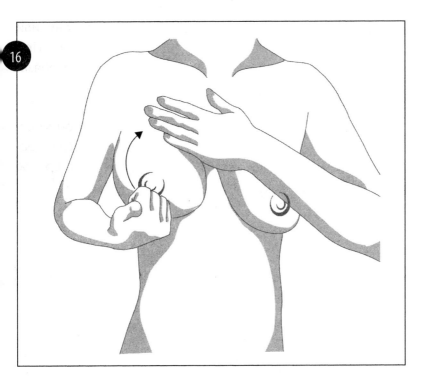

Вспомогательные приемы растирания

Штрихование. Выполняется подушечками концевых фаланг II—III или II—V пальцев, которые при этом выпрямлены, максимально разогнуты и находятся под углом 30 градусов к массируемой молочной железе. Надавливая короткими поступательными движениями, смещают подлежащие ткани, передвигаясь в заданном направлении от соска к основанию молочной железы, как продольно, так и поперечно. Продолжительность манипуляции по всей молочной железе — около одной минуты, но нельзя задерживаться на одном сегменте более 10 секунд. Затем переходите на другую грудную железу.

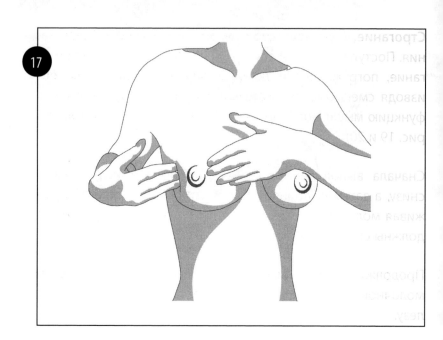

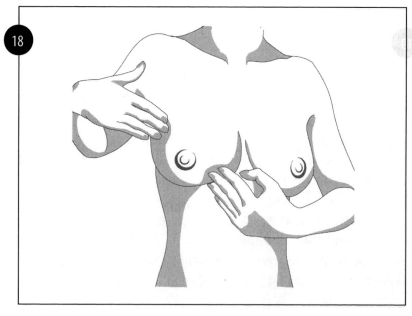

Строгание. Делается одной рукой с поддержкой у основания. Поступательными движениями, напоминающими строгание, погружаются в ткани подушечками пальцев, производя смещение, тем самым стимулируя сократительную функцию мышц молочной железы и улучшая лимфоток (см. рис. 19 и 20).

Сначала выполняем прием сверху, поддерживая железу снизу, а затем выполняем прием строгание снизу, поддерживая молочную железу у основания сверху. Движения не должны создавать болевые ощущения.

Продолжительность манипуляции около минуты по всей молочной железе. Затем переходите на другую грудную железу.

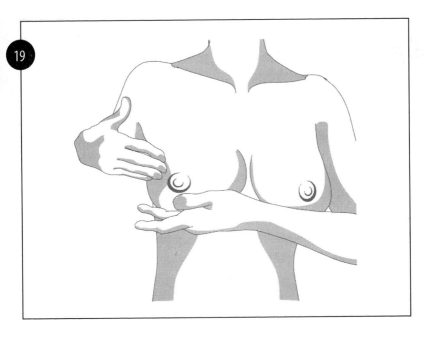

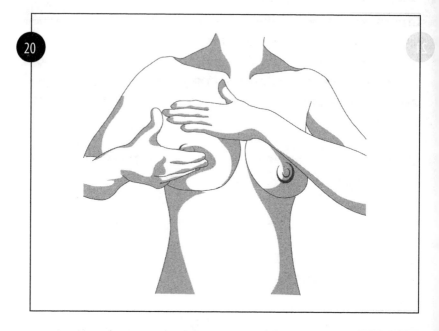

Пиление. Выполняется локтевым краем кисти одной руки. Немного продавливая ткань молочной железы, стараемся не доставлять себе болевых ощущений.

Если этот прием вам неприятен, то не выполняйте его, попробуете в следующий раз.

При пилении поддерживаем молочную железу снизу, а прием выполняем сверху. И наоборот, поддерживая молочную железу сверху, выполняем пиление снизу (см. рис. 21 и 22).

Продолжительность манипуляции — 30 секунд сверху и 30 секунд снизу. Затем переходим на другую молочную железу.

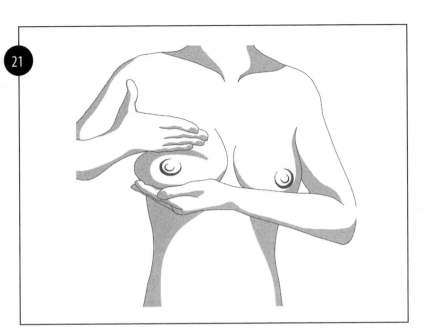

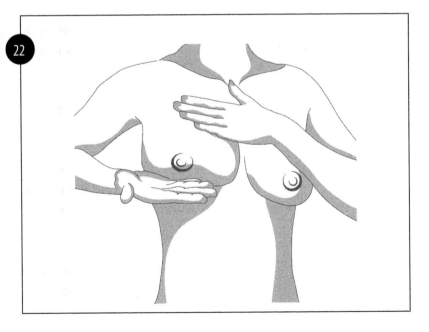

САМОМАССАЖ ГРУДИ

> **ОБЩИЕ МЕТОДИЧЕСКИЕ УКАЗАНИЯ**
> 1. Растирание — это подготовительный этап к разминанию.
> 2. Без необходимости при растирании не задерживаться на одном участке более 8–10 секунд.
> 3. Учитывать состояние кожного покрова, не допускать болевых растираний, чрезмерного покраснения кожи, чувства жжения и других неприятных ощущений.
> 4. Прием растирание чередовать с приемами поглаживания.

Наиболее часто встречающиеся ошибки

- Грубое, болезненное выполнение приема.
- Растирающее движение со скольжением по коже, а не вместе с ней.
- Растирание прямыми пальцами, а не согнутыми в межфаланговых суставах — это болезненно и утомительно.
- Выполняя основные разновидности приема, делать не одновременные фазы двумя руками, а попеременно.

⟫ РАЗМИНАНИЕ

Разминание — это прием, при котором массирующая рука выполняет две-три фазы:

1) фиксация, нежный захват массируемой области молочной железы;
2) умеренное, осторожное сдавление, сжимание;
3) острожное раскатывание, то есть само разминание.

Физиологическое влияние

Разминание оказывает основное воздействие на железу, благодаря чему происходит отток лимфатической жидкости.

Разминание способствует усилению кровообращения, при этом значительно улучшается питание тканей, повышается обмен веществ, увеличивается сократительная функция мышц.

Прием способствует не только сократительной функции междолькового соединительно-тканного аппарата, эластичности железы и кожи, но и разрыхлению, размельчению патологических образований в различных слоях молочной железы.

Техника основных приемов разминания.

Поперечное. Устанавливаем кисть поперек мышечных волокон, чтобы первый палец был по одну сторону массируемого сегмента молочной железы, а остальные — по другую.

Одна рука поддерживает молочную железу снизу, а другая рука выполняет поперечное разминание, как это показано на фотографиях 23 и 24. Старайтесь осторожно размять всю поверхность молочной железы, но не растягивайте ее грубо в разных направлениях.

Продолжительность этой манипуляции должна составлять одну минуту по всей поверхности железы, не задерживаясь на одном сегменте более 10 секунд. Затем переходите на другую молочную железу.

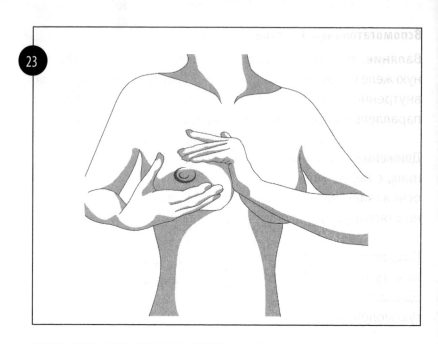

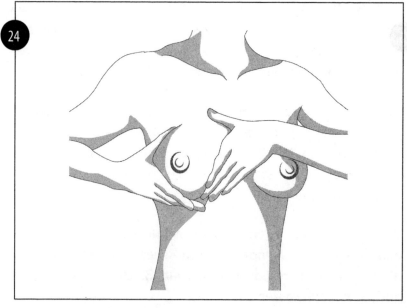

Вспомогательные приемы разминания

Валяние. Ладонными поверхностями обхватываем молочную железу с обеих сторон, сначала сверху и снизу, а затем с внутренней и наружной сторон. Пальцы выпрямлены, кисти параллельны друг другу.

Движения производятся в противоположных направлениях, с перемещением по массируемой области от соска к основанию (см. рис. 25 и 26). Движения должны быть приятно отягощены, но болевых ощущений быть не должно.

Продолжительность манипуляции должна составлять одну минуту по всей поверхности железы, не задерживаясь на одном сегменте более 10 секунд. Затем переходите на другую молочную железу.

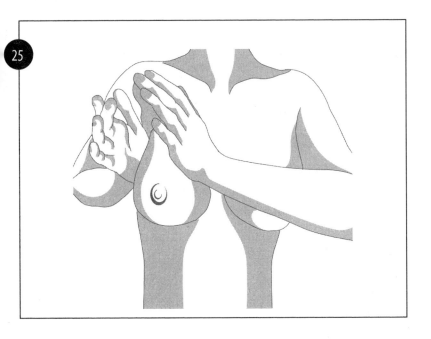

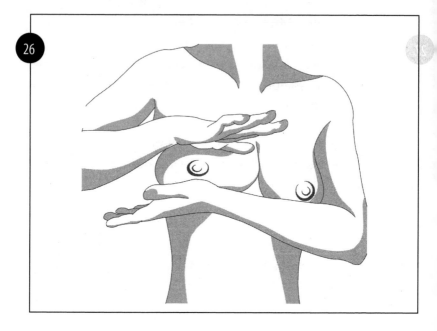

Надавливание. Проводится пальцем или кулаком, основанием ладони, с обязательной фиксацией молочной железы свободной рукой (см. рис. 27 и 28).

Сила надавливания небольшая, приятная для восприятия.

Продолжительность манипуляции должна составлять одну минуту по всей поверхности железы, не задерживаясь на одном сегменте более 10 секунд.

Затем переходите на другую молочную железу.

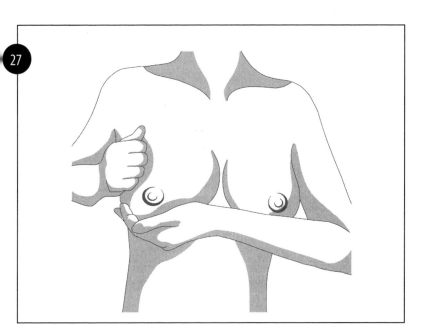

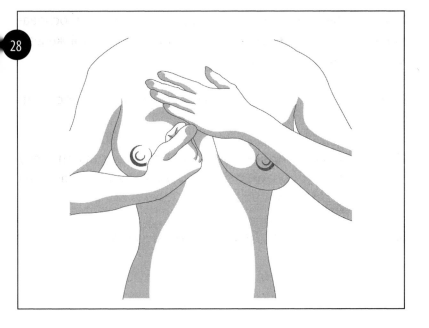

САМОМАССАЖ ГРУДИ

Щипцеобразное. Осуществляется I—II или I—III пальцами (пощипывание), захватывая, оттягивая, разминая локальные участки (см. рис. 29 и 30). Движения несильные, приятные для восприятия. Прощупывайте каждый сантиметр своей железы на предмет застойных явлений, уплотнений, узелков. Продолжительность манипуляции должна составлять одну минуту по всей поверхности железы, не задерживаясь на одном сегменте более 10 секунд. Затем переходите на другую молочную железу.

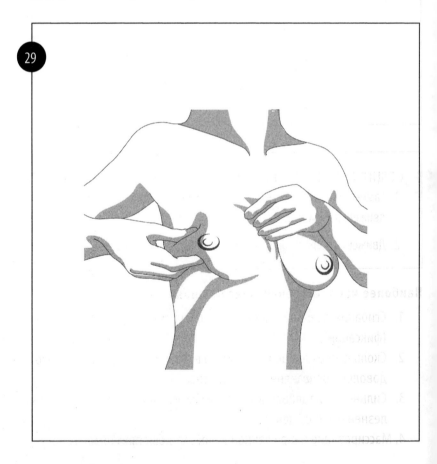

29

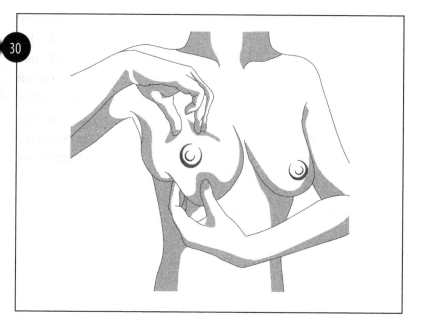

ОБЩИЕ МЕТОДИЧЕСКИЕ УКАЗАНИЯ
1. Самомассаж выполнять медленно, плавно, без рывков, до 50–60 движений в минуту.
2. Движения должны быть безболезненные и приятные.

Наиболее часто встречающиеся ошибки
1. Сгибание пальцев в межфаланговых суставах в первой фазе (фиксации).
2. Скольжение пальцев по коже во второй фазе (сдавлении), что довольно болезненно и неприятно.
3. Сильное надавливание концевыми фалангами вызывает болезненные ощущения.
4. Массирование напряжённой рукой, что быстро утомляет.

ВИБРАЦИЯ

При вибрации массирующая рука передает сегменту молочной железы колебательные движения. За счет этого происходит отток лимфатической жидкости из железистой ткани.

Обновление клеток за счет лимфодренажа и усиленного кровообращения, которое, в свою очередь, полноценно питает и снабжает кислородом ткань молочной железы.

Физиологическое влияние

Разновидности приема обладают выраженным рефлекторным воздействием, вызывая усиление рефлексов. В зависимости от частоты и амплитуды вибрации происходит расширение сосудов, оказывается выраженное тонизирующее действие при вялой мышце молочной железы.

Техника основных приемов вибрации

Непрерывистая вибрация выполняется концевой фалангой одного или нескольких пальцев в зависимости от сегмента воздействия, при необходимости — одной кистью (см. рис. 31 и 32).

Установите кисть и слегка потрясите грудную железу. Не должно быть болезненных ощущений. Продолжительность манипуляции должна составлять одну минуту по всей поверхности железы, не задерживаясь на одном сегменте более 10 секунд.

Затем переходите на другую молочную железу.

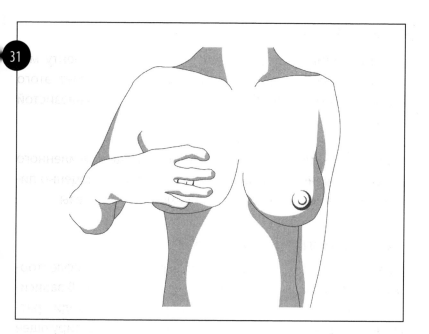

31

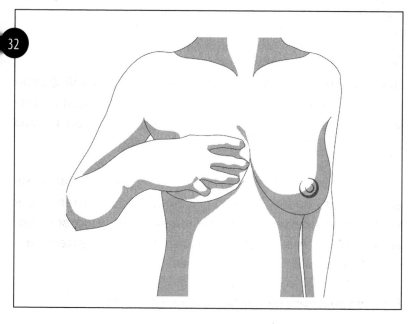

32

САМОМАССАЖ ГРУДИ

⏵⏵⏵ ВСПОМОГАТЕЛЬНЫЕ ПРИЕМЫ РАЗМИНАНИЯ

Пунктирование. Выполняется концевыми фалангами II—III пальцев, подобно выбиванию дроби на барабане. Можно проводить прием одной кистью «пальцевой душ» (см. рис. 33 и 34). Продолжительность манипуляции должна составлять одну минуту по всей поверхности железы, не задерживаясь на одном сегменте более 10 секунд. Затем переходите на другую молочную железу.

ОБЩИЕ МЕТОДИЧЕСКИЕ УКАЗАНИЯ

1. Прием не должен вызывать болезненных ощущений.

2. Сила и интенсивность выполнения ударных движений должна быть максимально комфортной.

3. Продолжительность выполнения ударных приемов в одном сегменте не более 10 секунд, следует комбинировать с другими приемами.

4. Продолжительные мелкие, с малой амплитудой вибрации должны вызывать успокоение, расслабление.

Наиболее часто встречающиеся ошибки

1. Прерывистая вибрация вызывает болезненные ощущения. Этого быть не должно.

2. При прерывистой вибрации удары наносят одновременно, а не попеременно, что болезненно.

3. При осуществлении приема сотрясения движение производят не поперек мышечных волокон, а в других физиологически необоснованных направлениях.

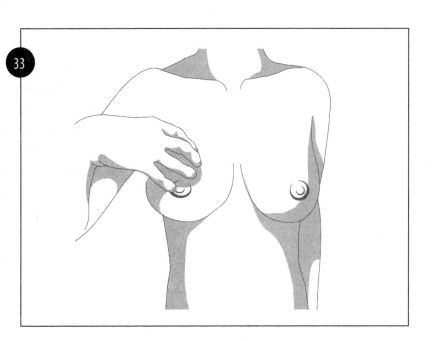

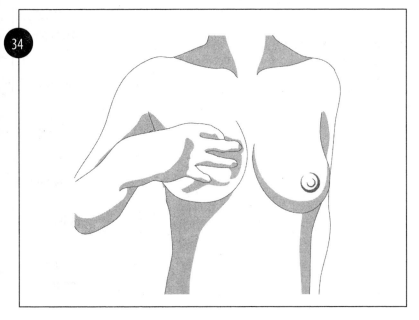

САМОМАССАЖ ГРУДИ

Антиперспирант — опасен

Выделение пота через кожу — это естественное состояние организма. Именно с потовыми выделениями через специально предназначенные потовые железы, мудро придуманные самой природой, удаляются конечные продукты жизнедеятельности организма. Состав пота по концентрации всегда неодинаков и находится в зависимости от времени года, физиологического состояния организма, физической нагрузки и съеденной пищи.

Пот содержит 98–99% воды, азотистые вещества (мочевину, мочевую кислоту, креатинин, аммиак), некоторые аминокислоты (серин, гистидин), следы белка, уроканиновую кислоту, летучие жирные кислоты, мыла, холестерин, соли щелочных металлов (преобладает хлорид натрия, около 0,5%), парные эфиросерные кислоты и ароматические оксикислоты, глюкозу, витамины, биогенные амины, например ацетилхолин, катехоламины, гистамин, стероидные гормоны. Среднее содержание в поте натрия — 134 мг/100 мл, калия — 39 мг/100 мл, хлора — 161 мг/100 мл, кальция — 0,7 мг/100 мл, магния — 2,4 мг/100 мл, фосфора — 3,5 мг/100 мл, йода, меди, марганца, железа — следы. В нормальных условиях с потом выделяется около 360 мг азота в сутки.

> **Потовые железы** — железы кожи, вырабатывающие и выделяющие пот. Потовые железы участвуют в терморегуляции, выделении токсинов и обусловливают специфический (видовой и индивидуальный) запах тела. Они представляют собой трубчатые железы со свернутыми в клубки концевыми частями. Каждая потовая железа состоит из концевой части, или тела и потового протока, открывающегося наружу потовой порой.

Формирование потовых желез начинается с 3-го месяца внутриутробного развития, и нужно ли кому доказывать, что в организме человека все закономерно и ничего лишнего быть не может. Через потовые железы выходят токсины и яды. Вспомните, когда мы заболеваем, что нам советует врач. Обильное теплое питье, укутаться и хорошенько пропотеть. А если во время болезни мы закупорим все потовые поры, что будет?

Пробовать не стоит, наш бедный организм просто не справится. У каждой выделительной системы свое место, и оно всегда первое. Все хорошо знают, какие мучения принимает человек, у которого отказывают почки. А у многих запор вызывает многочисленные неприятности со здоровьем. Потовые железы — это такая же важная система выделения. И она должна работать. Мы же своими руками ломаем этот хрупкий естественный барьер.

Дискомфорт, связанный с выделением пота и неприятным запахом, известен давно и беспокоит многих. Проблемой потоотделения и нейтрализации запаха занимаются многие косметологические фирмы. Для борьбы с неприятным запахом и потом разработано множество разнообразных средств, среди которых выделяются антиперспиранты, которые считаются наиболее доступными и эффективными средствами. Легко и просто избавиться от запаха пота! Целых 48 часов без запаха! Но почему в рекламе не говорят об обратной стороне их применения. Хотя об одном все же упоминается, это белые следы на одежде. Действительно, какой кошмар, белые пятна!!! А то, что химические соединения, придуманные безумными химиками, напрочь выводят из строя потовые железы и они просто перестают выполнять свою функцию, об этом ни слова. А чего говорить-то, ведь запаха пота нет, и проблема решена.

> За это аниперспиранты и ценятся, а зря. Блокируя потовые железы, мы не даем организму самоочищаться и восстанавливаться, а впоследствии за это мы расплачиваемся своим здоровьем. При нарушении нормальной функции потовых желез все токсины и яды поступают в ближайшие молочные железы. И здесь, не имея выхода, они начинают приносить вред, не идущий ни в какое сравнение с запахом, от которого все же можно избавиться более гуманным для организма способом.

Хлорид алюминия, входящий в состав антиперспирантов, сужает протоки потовых желез с помощью образования нерастворимого осадка у канала потовой железы. Вяжущее действие алюмохлорида, тоже входящего в состав антиперспирантов, также оказывает влияние на сужение потовых протоков и образует пробку, перекрывающую каналец, выводящий пот на поверхность кожи. Антиперспиранты блокируют работу потовых желез, пот попросту не выделяется, а мы по своему незнанию этому радуемся. В таком случае такое заболевание, как ангидроз, нас тоже обрадовало бы? Ангидроз — это болезнь потовых желез, при котором потоотделение отсутствует. Клиническое заболевание потовых желез, такое как ангидроз, проявляется в виде отсутствия пота и сухости кожи. Оставшиеся органы перераспределяют функцию по выводу токсических веществ из организма, а потому отмечается увеличение количества мочи, могут наблюдаться расстройства желудочно-кишечного тракта. Из-за аутоинтоксикации (самоотравления) довольно часты лихорадочные состояния неясного генеза с рвотами и разнообразными вазомоторными реакциями.

Ведущие производители антиперспирантов уверяют, что потовые железы и потовые поры находятся не только в подмышечных впадинах, а распространены по всему телу, и поэтому можно не бояться, что будут нарушены естественные процессы. Можно, конечно, и не бояться, но они будут нарушены именно в этом месте, и все вредные вещества, которые должны выйти из организма, не найдя выхода, попадают в ближайшие железы. К этому хочется еще добавить, что молочная железа — это видоизмененная потовая железа. Как вы думаете, почему рак молочной железы так помолодел?

Статистика за последние десять лет просто устрашающая. Онкология молочных желез в последнее время часто появляется у молодых двадцатилетних девушек. А все потому, что негативное воздействие на близлежащие потовые железы также негативно отразится и на молочных железах. Кроме того, в подмышечной впадине огромное скопление лимфатических узлов, которым крайне неприятна закупорка их соседей — соратников по борьбе с очищением организма. Кажется, что мы воюем против себя же, природа придумала все возможное, чтобы организм самоочищался, ему даже не нужно помогать, главное, не мешать.

В последнее время стало модно заниматься спортом, что же, это очень хорошо. Но давайте представим себе, что мы пришли на занятия по аэробике. Мы с вами знаем, что во время физических нагрузок происходит интенсивное потоотделение, что это естественный процесс освобождения организма от вредных веществ. Однако чтобы не пахнуть во время занятий, мы взяли и воспользовалась аниперспирантом и закупорили потовые поры. Что же будет происходить в нашем организме, если пот не будет выходить естественным образом?

Правильно, аутоинтоксикация, а именно самоотравление организма. Получается, что во время тренировки мы нанесем организму больший вред. Решать, конечно, вам и только вам, но, пожалуйста, помните, что при физических нагрузках использование антиперспирантов особенно нежелательно, так как эти средства будут не только препятствовать естественному очищению организма, а стремительно накапливать яды в ближайшей молочной железе.

> **К огромному сожалению, производители, наоборот, выпускают и успешно рекламируют новые антиперспиранты для использования именно во время занятий спортом, вводя в заблуждение и принося огромный вред здоровью многим молодым людям.**

Чтобы не препятствовать естественным процессам очищения организма, теплообменным и другим процессам, старайтесь пользоваться антиперспирантами только в случае крайней необходимости перед каким-либо важным мероприятием. В других случаях просто мойте подмышечные впадины и пользуйтесь антибактериальными влажными салфетками, куда производители еще не додумались добавлять вещества, закупоривающие потовые поры.

Самообследование молочных желез

Самообследование молочных желез — один из самых важных и обязательных методов для отслеживания здоровья груди.

Самообследование груди необходимо проводить не реже одного раза в месяц. Обязательные требования: хорошее освещение и ваше расслабленное состояние. В осмотре груди нет ничего ужасающего или шокирующего. Это мера, необходимая для того, чтобы отслеживать состояние здоровья груди.

> Лучше всего проводить обследование груди каждый месяц на 5–6 день менструации. Сначала осмотрите нижнее белье: есть ли на бюстгальтере следы от сосковых выделений, желтые или кровянистые пятна. Многие заболевания молочных желез имеют такой признак, когда из соска начинаются те или иные выделения.

Далее вы должны осмотреть грудь и определить, есть ли во внешнем виде груди что-то необычное, как, например, выделения из сосков или втягивание соска, стянувшаяся кожа. Осматривайте каждую грудь отдельно, приподнимите, посмотрите со всех сторон. Поднимите руки и осмотрите железы и подмышечные впадины, опустите руки и осмотрите грудь.

Одна молочная железа может быть больше другой, так часто бывает у многих женщин. Но вам необходимо определить: симметричны ли молочные железы, не смещена ли одна из них. Положите руки за голову, посмотрите, не изменена ли форма груди, не втянуты ли соски. Кожа груди должна быть эластичной: изменения эластичности, цвета, появление пятен, сыпь — все это повод обратиться к врачу. При прощупывании действуйте аккуратно, мягко, ладонью. Пальцы при этом должны быть сомкнуты, прощупывайте внимательно.

Самообследование груди возможно в позиции стоя или лежа. Будет просто замечательно обследовать грудь, принимая душ, так как намыленные руки действуют очень аккуратно, легко, скользя, и при этом можно сразу же прощупать уплотнения. Если вы решили пальпировать грудь в иных условиях, смажьте руки кремом.

Круговыми движениями сначала поверхностно осмотрите грудь, потом углубляйтесь, но аккуратно и мягко действуйте всеми пальцами, кроме большого. Прощупать нужно не только сами молочные железы, но и тело от ключицы до самого низа ребер, подмышечные впадины. Таким образом, вы обследуете и лимфатические узлы.

Лежа, заведите руку за голову или опустите вдоль тела. Точно так же прощупайте молочную железу и запомните все свои ощущения для следующего осмотра. Соски не должны быть набухшими или втянутыми, кожа ареолы не должна быть стянутой, форма и цвет должны быть привычными для вас (потемнений быть не должно), под соском и в области ареолы нужно тоже все тщательно прощупать на предмет уплотнений.

Самообследование — часть вашей обязательной программы по сохранению здоровья груди. Тем не менее, даже если вы выполняете самообследование, следует раз в полгода посещать маммолога. К группе риска относятся женщины с генетической предрасположенностью к заболеваниям молочной железы и женщины после 35 лет. Следите за своим здоровьем, дорогие женщины!

Часть V
ПРАВИЛЬНОЕ ПИТАНИЕ

> Многие женщины сегодня отмечают у себя ухудшение состояния кожи на лице, ногтей, тусклость и ломкость волос, дряблость мышц, отвисание грудных желез, апатическое состояние, усталость. Современный ритм не позволяет полноценно питаться, отдыхать и просто заняться собой. Постойте, сделайте передышку и задумайтесь о себе.

А ведь на самом деле каждая женщина хочет выглядеть хорошо и чувствовать себя бодрой и подтянутой, но не у всех это получается. В погоне за красотой и стройностью многие будущие красавицы изнуряют себя диетами, заказывают «волшебные пилюли», тратят внушительные суммы на услуги специалистов в салонах красоты.

Это все имеет временный, часто кратковременный результат. А ведь существует способ лучше, и он единственный, но многие его недооценивают, а некоторые вообще не берут в расчет.

Роль правильного, сбалансированного по питательным веществам рациона — основа для здорового, цветущего внешнего вида и хорошего самочувствия.

Наверное многие, кто сидел на диете для того чтобы сбросить вес, замечали, что при соблюдении строгого ограничения по калориям или же просто по количеству потребляемой пищи очень страдала кожа на лице, да и не только на лице. Если вес снижался, то кожа обязательно обвисала, щеки становились дряблыми, контур лица терялся, появлялись так называемые брыли, носогубные складки становились глубже, и цвет, увы, часто становился нездоровым, а иногда и вообще землистого оттенка. А появление морщинок вокруг глаз, ведь это говорит о том, что подкожная жировая клетчатка исчезает и приятная упругость пропадает, кожа сморщивается, стареет, теряя тонус.

> То же происходит и с вашей грудью, подкожная жировая клетчатка худеет, начинает пропадать жировой слой, который делает грудь пышнее, и она становится словно тряпочка. Согласитесь, при всей радости от потери веса ненароком брошенный взгляд в зеркало на свое лицо и грудь сильно портит настроение. Это все оттого, что пока вы всего лишь ограничивали себя в еде, ваша кожа, мышцы и ткани просто умирали от голода.

Стремление женщины к красоте непреодолимо. Приемов достижения внешней красоты очень много, мы о них знаем почти все. Однако с годами замечаешь, что от применения наружных косметических и лечебных средств не получаешь того эффекта, какой хотелось бы получить. В чем дело? Видимо, в том, что здоровый и красивый внешний вид достигается не только с помощью наружных процедур. Конечно, очень важны наружные средства, массаж, баня, сауна и прочие приемы оздоровления. А как быть, если изнутри ваш организм не получает сил для сохранения тонуса?

Вот мы и подошли к нынешней теме — теме поддержания красоты женщины изнутри, с помощью полезных продуктов питания. Итак, не отрицая внешние процедуры, обратимся также к здоровому образу жизни. Ведь издавна известно, что значительная часть здоровья человека находится в его тарелке.

Для того чтобы тело было молодое и налитое словно яблочко, его необходимо накормить витаминами и минералами, и тогда вы увидите, как в него вливаются здоровье и красота. А сочетание правильного питания и гимнастики способно совершить чудо с вашим телом. Давайте начнем восстанавливать здоровье и красоту прямо с сегодняшнего дня.

Для начала следует уяснить для себя несколько основных правил, которые непременно следует выполнять.

▶▶▶ ПРАВИЛО № 1. ЧИСТИМ ЯЗЫК

Наш организм может очищаться от мусора и шлаков сам, ему только не нужно мешать, а при возможности помочь.

Многие, наверное, не знают, что чистка языка утром и вечером может избавить от многих неприятных моментов. Каких именно? Зачем чистить язык? Отвечу по порядку.

За ночь, когда мы крепко спим, наш организм пытается очиститься, и скопление налета и слизи на языке не что иное, как микробы и бактерии, от которых желудочно-кишечный тракт всю ночь избавлялся. Поэтому, пожалуйста, не наедайтесь на ночь, это очень осложняет ночную чистку. После утренней гигиены зубов обязательно следует почистить язык. Это делается особым скребком или специальной зубной щеткой, на обратной стороне у которой находится резиновая накладка для чистки поверхности языка. И первое, и второе можно купить в аптеке.

Чистить язык нужно по всей его поверхности от корня к кончику. Движения должны быть уверенные, но мягкие, чтобы не повредить слизистую языка. Некоторые будут говорить, что язык чистить неприятно, так как появляется рвотный рефлекс. Что на это хочется ответить. Действительно, у многих людей высокая чувствительность, в таком случае не засовывайте скребок или зубную щетку далеко в рот, начинайте чистку с середины языка.

Но корень языка должен быть особо чистым, поэтому потихоньку старайтесь продвигаться все выше. Тем более что если рассматривать сам рвотный рефлекс, так это сокращение мышц желудка, при котором наш желудок получает хороший массаж, от которого в свою очередь улучшается кровоснабжение, а следовательно, и питание мышц желудка. Своеобразная зарядка. Чистить язык нужно обязательно до завтрака, а не то вся грязь опять попадет в организм.

> **Увидев на щетке грязный толстый налет и слизь, не падайте в обморок, завтра налета и слизи будет еще больше. Таким образом, вдохновленный вашим героическим поступком организм начнет ночную чистку с утроенной силой. Уже через неделю налета останется совсем немного, но чистить язык нужно будет ежедневно и постоянно. Привыкнете.**

Что же вы почувствуете, начав чистить свой язык от неприятного налета и слизи. Сразу же небывалую легкость и свежесть по всему организму. Так и есть, ведь вы стали намного чище изнутри. Запах изо рта исчезнет бесследно, и вы приобретете свежее дыхание. Будем чистить язычок каждый день?

⟫ ПРАВИЛО № 2. НАВОДИМ ЧИСТОТУ В КИШЕЧНИКЕ

Единицы людей по-настоящему знают о роли толстого кишечника в деле поддержания крепкого, стабильного здоровья. Мудрецы древности, йоги, тибетские и египетские врачеватели давным-давно узнали истину, что толстый кишечник должен содержаться в идеальном порядке, если человек хочет быть здоровым.

Функции толстой кишки многообразны, но выделим основные и разберем их по порядку.

Всасывательная

В толстом кишечнике преобладают процессы реадсорбации. Здесь всасываются глюкоза, витамины и аминокислоты, вырабатываемые бактериями кишечной полости, до 95% воды и электролиты. Так, из тонкой кишки в толстую ежедневно проходит около 2000 граммов пищевой кашицы (химуса), из них после всасывания остается 200–300 граммов кала.

Эвакуаторная

В толстой кишке накапливаются и удерживаются каловые массы до выведения наружу.

Прежде чем разобрать другие функции толстого кишечника, разберем случай задержки эвакуаторной функции. Отсутствие стула в течение 24–32 часов следует рассматривать как запор.

Обложенный язык, несвежее дыхание, проблемная кожа, внезапные головные боли, головокружение, апатия, сонливость, тяжесть в нижней части живота, вздутие живота, боли и урчание в животе, снижение аппетита, замкнутость, раздражительность, мрачные мысли, насильственный, недостаточный стул — это признаки запора.

Одна из наиболее частых причин запора — принятие высококалорийной пищи малого объема. Дурная привычка утолять голод бутербродом с чаем или кофе приводит к тому, что каловой массы в кишечнике образуется мало, она не вызывает рефлекс на стул, в результате чего по несколько дней не бывает дефекации.

Это явный случай запора. Но даже при регулярном стуле большинство людей страдает от скрытой формы запора.

В результате неправильного питания, в основном крахмалистой и вареной пищей, лишенной витаминов и минеральных элементов (картофель, мучные изделия из муки тонкого помола, обильно сдобренные маслом, сахаром), причем вперемешку с белковой пищей (мясом, колбасой, сыром, яйцами, молоком), каждая такая еда проходит через толстый кишечник и оставляет на стенках пленку кала — «накипь». Скапливаясь в складках-карманах (дивертикулах) толстого кишечника, из этой «накипи» образуются при обезвоживании (ведь там всасывается до 95% воды) каловые камни.

Как в первом, так и во втором случае в толстом кишечнике идут процессы гниения и брожения. Токсические продукты этих процессов вместе с водой попадают в кровяное русло и вызывают явление, именуемое «кишечной аутоинтоксикацией». Если у вас запор, то ежесекундно (постоянно) происходит отравление организма ядовитыми токсинами и продуктами гниения ваших же каловых завалов. Главное для вас — это как можно скорее наладить хорошую работу кишечника с помощью правильно подобранного питания. Но для начала необходимо избавить кишечник от завалов. Поможет очистительная клизма. Поверьте, после очистки вам станет значительно легче.

ПРАВИЛО № 3. УБРАТЬ ИЗ РАЦИОНА ВРЕДНЫЕ ПРОДУКТЫ

Продуктов, от которых следует воздержаться хотя бы месяц, не так много, но если прочитать список, приведенный ниже, то окажется, что это наш основной ежедневный рацион. Все перечисленные продукты являются для нашего организма неким балластом, от которого ему необходимо избавиться. От этих продуктов организм засоряется и становится дряхлым и вялым. Жизненной энергии и питательных веществ, которые должны давать продукты нашему организму, в них не содержится.

- Майонез, кетчуп, аджика, горчица, хрен, уксус, соевый соус, готовые соусы, в том числе сырный, чесночный, тартар.
- Шоколад, шоколадные конфеты, торты и пирожные, белый хлеб и все изделия из пшеничной муки.
- Специи: черный, красный перец, смеси любых специй типа для мяса, для рыбы, для картофеля и т.п., карри, хмели-сунели.

- Полуфабрикаты — куры-гриль, шаурма, беляши, сосиски, жареные и печеные пирожки, сардельки, пельмени, готовые котлеты, готовые фрикадельки, купаты, колбаса любая, блины, оладьи, вареники — в общем, все готовые продукты, где могут быть не только скрытые жиры, но и различные усилители вкуса и запаха, а также еще масса ненужных вашему организму химических веществ.
- Маринованные овощи — все от огурцов и помидоров собственного маринования до корейских покупных салатов.
- Консервированные продукты — все овощные, фруктовые, рыбные, мясные, мясорастительные.

ПРАВИЛО № 4. ОЛИВКОВОЕ МАСЛО НАТОЩАК — ДЛЯ ПЫШНОСТИ ГРУДИ

Олива — самое почитаемое с древности дерево, несущее полезные плоды. Самый ценный дар оливы — это масло. Красивое, густое, удивительно ароматное, с изысканным желто-изумрудным оттенком, оно не зря по легенде было даром богов. Самый высокий уровень здоровья у жителей Средиземноморья, там, где произрастает олива. Хлеб, смоченный в оливковом масле, самое обычное питание местных жителей. И в городах и селах жители едят салаты из свежих овощей, плавающих в оливковом масле, в которое под конец макают хлеб.

> **Оливковое масло (нерафинированное) натощак утром** — это обогащение организма действием ненасыщенных жирных кислот, что позволяет получить максимальную выгоду от самого полезного продукта на свете.

Если вы не сможете выпить утром чайную ложку благородного масла, то попробуйте налить масло в блюдце и макать в него кусочек хлеба. Поверьте, вскоре это будет вашим любимым завтраком, вы просто не сможете отказаться от хорошего самочувствия и здорового помолодевшего тела.

Мы с вами продолжаем продвигаться к нашей цели, а это красивая, пышная и налитая грудь. И вот без чего мы никак не сможем обойтись, так это без полноценного питания.

Витамины

Витамины — низкомолекулярные органические соединения с высокой биологической активностью, которые не синтезируются в организме (или в незначительном количестве) и необходимы для нормальной жизнедеятельности. Отсутствие витаминов в повседневном рационе питания приводит к развитию различных заболеваний, а иногда и смерти.

Но и при недостатке какого-либо одного витамина в организме идет сбой и плохо становится всему организму. Внешний вид ухудшается, кожа становится дряблой, мышцы вялыми, а органы и ткани плохо выполняют свои физиологические функции. Особенно неблагоприятно сказывается на здоровье одновременное отсутствие нескольких витаминов — поливитаминоз. При гиповитаминозах и авитаминозах отмечается резкое снижение (или полное отсутствие) обеспеченности организма тем или иным витамином. Витамины делятся на:

- жирорастворимые, при расщеплении которых требуется обязательное присутствие жиров, к ним относятся A, D, E, K;
- водорастворимые, к ним относятся C, группа B, PP, Фолацин.

Жирорастворимые витамины

Витамин A (ретинол) способствует росту и развитию организма, дифференцировке тканей, процессов репродукции, обеспечивает нормальную функцию эпителия слизистых и кожных покровов, повышает устойчивость организма к инфекциям. В нашем случае витамин A способствует оживлению железистой ткани молочной железы. При малой недостаточности этого витамина уже происходит нарушение нормального функционирования половых желез. На форме груди это проявляется дряблостью и мягкостью (жидкая грудь) железистой ткани молочной железы. При нарушении функции половых желез грудь становится организму не нужной, ее железистая ткань безвременно стареет и перерождается в соединительную. Если говорить проще, то все ненужное в нашем организме атрофируется. Витамин A называют витамином красоты, и совершенно справедливо, так как именно от него зависит красота нашей кожи, волос, ногтей, упругости мышц и ясности глаз.

Суточная потребность взрослого человека в витамине A в среднем составляет 1,5 мг. Основными источниками ретинола являются продукты животного происхождения: печень, сливочное масло, сметана, молоко, творог, яичный желток, рыбий жир, сельдь, скумбрия. В растениях содержится каротин: шпинат, щавель, зеленый салат, петрушка, капуста, чернослив, тыква, помидоры, грибы лисички, морковь, шиповник, виноград, свекла, горох, фасоль зеленая в стручках, слива, крапива, абрикосы, персики, а также все овощи и фрукты желтого, оранжевого и красного цветов.

Признаком недостатка витамина А является повышенное ороговение кожи, шелушение, прыщи и язвы, частые простудные заболевания, снижение устойчивости организма к инфекциям, снижение остроты зрения, вялые молочные железы, тусклые волосы, ломкие ногти.

Витамин D (кальциферол) представляет собой целую группу витаминов D2 — эрокальциферол, D3 — холекальциферол), образующихся из нескольких стеринов при облучении их ультрафиолетовыми лучами. Способствует правильному росту костей, предохраняет детей от развития рахита, ускоряет процессы заживления кожной и костной ткани при ее повреждениях и инфицировании. Витамин D регулирует в организме обмен кальция и фосфора.

Недостаток витамина D возможен у детей, беременных женщин и пожилых людей, длительно лишенных солнечного света, и проявляется у детей в виде рахита, у взрослых в виде остеопороза и остеомаляции. Суточная потребность в витамине D составляет 500–1000 индивидуальных единиц. В нашем случае мы хотим увеличить и скорректировать форму груди, поэтому нельзя отказываться ни от одного витамина. Если в нашем организме из-за недостатка витамина D произойдет нарушение между обменом кальция и фосфора — это очень сильно отразится на нашей фигуре в целом, в том числе и на состоянии молочных желез.

Источниками витамина D является печень животных, в особенности печень рыб, молочные жиры, яичный желток. В растениях содержатся предшественники витамина, из которых витамин D образуется под действием солнечных лучей.

Витамин К (филлохинон) необходим для нормального свертывания крови, останавливает кровотечения, ускоряет заживление ран. При его дефиците снижается образование многих компонентов крови, участвующих в процессах свертывания крови, повышается проницаемость капилляров. Алиментарный (пищевой) фактор не играет существенной роли в возникновении недостаточности этого витамина, это объясняется его широкой распространенностью в пищевых продуктах и устойчивостью к высоким температурам в процессе приготовления пищи. Потребность взрослого человека в витамине К составляет 120 мкг в сутки.

Витамин Е (токоферол) является антиоксидантом (защищает различные вещества от окисления). Его недостаток приводит к нарушению обмена веществ, снижению способности крови к передаче кислорода, развитию местного кислородного голодания. При недостаточном поступлении витамина Е наблюдается усиленное разрушение эритроцитов, связанное с нарушением стабильности их мембран. Витамин Е обеспечивает хорошее функционирование половых желез и поэтому имеет прямое воздействие на молочные железы женщины.

Наиболее богаты токоферолом подсолнечное, оливковое, кукурузное, льняное и другие растительные масла, яблоки, груши, цитрусовые, некоторые овощи, печень, яйца, злаковые грубого помола, отруби. Особенную ценность в витамине Е имеют пророщенные семена пшеницы, ячменя, гороха, сои и люцерны, так как сочетают в себе ряд очень важных аминокислот, из которых в организме создаются полноценные белки. Потребность взрослого человека в витамине Е составляет 10 мг в сутки.

Водорастворимые витамины

Витамин С (аскорбиновая кислота) — невозможно переоценить аскорбиновую кислоту, она необходима для нормальной жизнедеятельности организма в целом. Витамин С участвует в регулировании окислительно-восстановительных процессов и обмена веществ, повышает сопротивляемость организма к инфекциям, нормализует проницаемость сосудов. Особенно выраженный эффект дает в сочетании с другими витаминами. Витамин С нестоек и быстро разрушается под действием ферментов. Отсутствие данного витамина ведет к разрушению всей слаженной работы в организме. В нашем случае, к примеру, соединительные Куперовы перегородки, которые удерживают железистые дольки в груди, истончаются и растягиваются, таким образом, грудь отвисает, и если бы не кожа, которая все же сдерживает процесс отвисания, то грудь была бы на уровне коленей. Витамин С питает, подтягивает, укрепляет, «латает» соединительные перегородки. Также очень положительно витамин С влияет на тонус кожи и мышц молочной железы.

Суточная доза витамина С составляет 70–100 мг. Наибольшее количество аскорбиновой кислоты содержится в плодах шиповника и черной смородины (при сушке сохраняют практически 100% этого витамина), облепихи. Немного меньше витамина С содержится в шпинате, луке зеленом, яблоках, грушах, клубнике, лимонах, апельсинах, грейпфрутах, хрене, перце сладком, петрушке, укропе, сливах, малине, манго, моркови, редьке, томатах, авокадо, капусте.

Витамин В1 (тиамин) участвует в организме в углеводном обмене, а также нормализующе влияет на работу нервной системы. Его дефицит приводит к нарушениям деятельности нервной, сердечно-сосудистой, эндокринной систем, и желудочно-кишечного тракта. Эти проявления связаны с нарушением окисления углеводов и накоплением недоокисленных продуктов в крови и моче. А нужно ли объяснять, какое влияние в нашем случае будет на организм, если, допустим, постоянно не высыпаться или иметь постоянное несварение желудка, понос. Да вы и в двадцать лет будете чувствовать себя как старуха. А вот при регулярном употреблении пищи с витаминами группы В процесс старения можно замедлить и даже повернуть вспять! Витамин B_1 поддерживает хорошее самочувствие, оптимизм, снимает усталость и раздражительность, нервозность, страхи, поддерживает здоровый аппетит, улучшает процессы пищеварения. Суточная потребность в витамине B_1 составляет 2,0 мг в сутки.

Наибольшее количество тиамина содержится в кедровых орехах, пивных дрожжах, овсяной крупе, гречке, арахисе, ячмене, яйцах, твороге, томатах, курице, говядине, баранине, свинине, картофеле, молоке, капусте, черной смородине, рыбе, яблоках.

Витамин B₂ (рибофлавин) — это витамин не только здоровья, но и витамин красоты. Если рибофлавина не хватает в организме, то продолжительность жизни сокращается. Витамин B₂ принимает активное участие в образовании некоторых гормонов и эритроцитов, синтезе АТФ, защищает сетчатку глаза, повышает остроту зрения и воспринимает цвет и свет. Витамин нужен для роста и обновления тканей, положительно влияет на состояние нервной системы, печени, кожи, слизистых оболочек.

Сохраняет кожу, ногти и волосы здоровыми и молодыми. В нашем случае и внутри и снаружи молочная железа за счет нормального количества рибофлавина будет упругой и молодой, а при дефиците этого витамина она будет вялой и слабой. Суточная потребность в витамине B₂ составляет 1,5–2,5 мг.

Наибольшее количество рибофлавина содержится в кедровых орехах, пивных дрожжах, свинине, телятине, говядине, молоке, твороге, овсяных хлопьях, гречке, миндале, муке пшеничной и ржаной, макрели, яйце, какао, цветной капусте, зеленом горошке, арахисе, шпинате, картофеле.

Витамин B₆ (пиридоксин) выполняет в организме много задач, основная — это обеспечение нормальной переработки аминокислот. Известно, что из аминокислот строятся молекулы белка, поэтому, если витамина B₆ не хватает, возникают многие заболевания. Особенно этот витамин необходим в достаточном количестве при психологических, нервных, умственных нагрузках. Поэтому людям, чья работа связана с постоянными стрессами или которые заняты умственным трудом, просто необходимо употреблять продукты, богатые пиридоксином. Суточная потребность в витамине B_6 составляет 2,5 мг.

Пиридоксин содержится во многих продуктах, но его несколько больше в продуктах животного происхождения: яйцах, креветках, устрицах, лососевых, тунце, курином мясе, говядине, баранине, печени, твороге, сыре, молочных продуктах. Растительные продукты тоже богаты этим витамином: пророщенные зерна, картофель, горох, капуста, морковь, томаты, фасоль, чечевица, соя, листья салата, овощи, крупы, злаковые, дрожжи, орехи, семечки, ягоды и фрукты. Очень много пиридоксина содержится в бананах.

В организме пиридоксина должно быть достаточно, потому что он необходим всем клеткам и тканям, поэтому нужно восполнять его запасы постоянно и лучше с помощью продуктов питания.

Минеральные вещества

Кальций — это элемент, без которого не могут протекать основные жизненные процессы. Он незаменим. Кальций участвует во всех жизненных процессах организма. Нормальная свертываемость крови происходит только в присутствии солей кальция. Кальций играет важную роль в нервно-мышечной возбудимости тканей. При увеличении в крови концентрации ионов кальция и магния нервно-мышечная возбудимость уменьшается, а при увеличении концентрации ионов натрия и калия — повышается. Кальций играет определенную роль и в нормальной ритмической работе сердца.

При недостатке кальция наблюдаются: тахикардия, аритмия, побеление пальцев рук и ног, боли в мышцах, рвота, запоры, почечная колика, печеночная колика, повышенная раздражительность, дезориентация, галлюцинации, спутанность сознания, потеря памяти, тупость. Волосы делаются грубыми и выпадают; ногти становятся ломкими; кожа утолщается и грубеет; зубы — дефекты в дентине, на эмали зубов появляются ямки, желобки; хрусталик теряет прозрачность.

> Этот элемент содержится в зеленых листовых овощах — например, в шпинате, других овощах и фруктах, но больше его в кунжутном семени. Поскольку семена кунжута не присутствуют постоянно в вашем рационе, то вряд ли удается быстро решить проблему восполнения кальция.

Однако овощи, фрукты, молочные продукты, орехи, если есть их довольно часто, не допустят возникновения дефицита кальция. Любые орехи, семечки, сухофрукты и зелень, морская капуста тоже содержат кальций, он есть в сыре, соевых бобах, сардинах и лососе. Из фруктов особенно богаты кальцием смородина, абрикосы, виноград, ежевика, земляника, крыжовник, вишня, клубника, ананас, персики и апельсины. Из овощей — морковь, свекла, огурцы, лук, петрушка, репа, зеленая фасоль, укроп и сельдерей.

Много кальция в отрубях, меде и кисломолочных продуктах. Однако следует знать, что лучше кальций усваивается в организме вместе с фосфором и витаминами С, D. Когда вместе с продуктами в организм попадают эти элементы, вещества включаются в обмен веществ и начинают взаимодействовать и усваиваются значительно лучше, чем поодиночке.

Соединения кальция и фосфора вместе с витамином D содержатся в основном в говяжьей печени и печени рыб. Затем идет рыба — скумбрия, лосось, сельдь, морепродукты. Есть эти соединения и в яичном желтке и сливочном масле. Кальций и фосфор в больших количествах имеются в зеленом горошке, яблоках, свежих огурцах, бобах, пшеничных зернах, капусте, редисе, салате, грушах, твороге, сыре.

Калий — это минеральный элемент, необходимый для нормальной жизнедеятельности клеток организма. Даже небольшие изменения количества этого элемента в организме могут повлиять на его работу. Калий выводится через почки, если его выводится слишком много, то возникает дефицит его в организме. Вместе с натрием калий отвечает за водный баланс в организме. От него зависит работа сердца, его ритм, а также деятельность нервов и мышц. Содержание в организме солей, кислот и щелочей тоже регулируется с помощью калия. Он уменьшает отеки и стимулирует выработку необходимых ферментов. Все мягкие ткани организма нормально функционируют только благодаря солям калия — это все мышцы, сосуды, капилляры, печень и почки, ткани мозга, железы. Все внутриклеточные жидкости содержат калий. Физическая выносливость человека зависит от калия: он снижает утомляемость, помогая в снабжении мозга кислородом, помогает ясно мыслить и принимать решения, не позволяет развиться синдрому хронической усталости.

Суточная потребность для здоровой женщины 2,0 г. Очень важно, чтобы между калием и натрием было оптимальное соотношение 1:2 соответственно.

Калий содержится в продуктах растительного происхождения: фруктах, овощах, картофеле, бобовых, злаковых. Из фруктов больше всего калия в мандаринах и апельсинах, инжире, бананах, яблоках, винограде, сушеных абрикосах, персиках, землянике, бруснике, черной и красной смородине, дыне, арбузе, алыче, черносливе, изюме. В достаточном количестве он есть в сое, свежих огурцах, репе, петрушке, капусте, орехах, овсянке, ржаном хлебе. Очень много калия в картофеле, особенно испеченном. Морковь, хрен, чеснок, свекла, зеленые листовые овощи, томаты, редис, лук тоже содержат калий.

Магний — крайне необходим для нашего организма. Если этого элемента не хватает даже короткое время, в нашем организме могут начаться необратимые изменения. Магний принимает самое активное участие во всех без исключения обменных процессах. Но самое большое значение магний имеет для работы сердца. Химическая активность магния настолько высока, что в природе он нигде не встречается в свободном состоянии — он всегда стремится взаимодействовать. От магния зависит спокойная слаженная работа всех систем организма, особенно нервной системы. Магний активирует работу ферментов, отвечающих за усвоение белков организмом. Без магния наш организм не защищен от инфекций.

> **Вообще действие магния на организм настолько обширно, что перечисление его функций займет много времени. Магний важен везде: например, для обеспечения прочности костной ткани — без него не усвоится кальций.**

Прочность костей и стабильность скелета обеспечиваются только оптимальным соотношением кальция и магния. При стрессах магний расходуется в больших количествах: ведь организму нужно все привести в норму после нервных напряжений, тяжелых нагрузок, потрясений и умудриться выживать в состоянии постоянной депрессии и невроза — а это сегодня не редкость. После стрессов и переутомлений клетки буквально поглощают магний, который остался в организме, однако во время стресса он активно разрушается. Магний снабжает ткани организма кислородом, расширяет сосуды, снижает давление. Магний нормализует дыхание, состояние мышц и суставов, функции головного мозга и гормональной системы, обеспечивает здоровые зубы, выводит из организма токсины и тяжелые металлы.

Суточная потребность в магнии равна 500 мг.

Магний содержится во многих продуктах питания, но его количество различно, где-то много, а где-то совсем мало. К примеру, гречневая и пшенная крупы — это продукты, доступные всем, и магния в них содержится очень много. Фасоль, ржаной хлеб, горох, арбуз, лесные орехи, сухое молоко, тахинная халва, отруби, соя, шпинат — это основные продукты питания, где магний преобладает. Немного меньше в пшеничном хлебе, кукурузе, моркови, салате, листовых овощах, картофеле, белокочанной капусте, свекле, томатах, репчатом и зеленом луке. В сливах и яблоках он есть, но в еще меньшем количестве. Из мясных продуктов больше всего магния находится в печени, кролике, телятине, свинине. Магний есть в шоколаде и сыре, рыбе и морепродуктах, сметане и твороге, простокваше и яйцах.

Фосфор — основная роль этого элемента — обеспечение нормального роста костной и зубной тканей, а также их последующее поддержание их целостности в течение всей жизни человека.

В сутки требуется около 1200 мг фосфора, и его дефицит вызвать довольно трудно. И все-таки он возможен, если в организме идет стойкое нарушение обменных процессов и фосфор, как и ряд других микроэлементов, не усваивается.

При дисбалансе фосфора в организме могут проявляться всплески интеллектуальной активности, на смену которым приходит нервное истощение. Такие люди могут активно реагировать на окружающее, а затем впадать в апатию и депрессию.

Фосфор содержится во многих продуктах питания как растительного, так и животного происхождения: орехах, бобовых, крупах, цельнозерновых продуктах, черном хлебе, шпинате, чесноке, моркови, тыкве, капусте, яйцах, петрушке, ягодах, грибах, молоке, сыре, в мясе любом, в рыбе любой, печени, икре.

Железо — среди микроэлементов, необходимых для жизнедеятельности нашего организма и полного здоровья, этот элемент является важнейшим. Без железа не может происходить образование гемоглобина и миоглобина — красных кровяных телец и мышечного питания. Многие ферменты образуются в нашем организме с участием железа, оно является активным участником процесса кроветворения и регулирует работу иммунной системы.

В организме железо выполняет много функций и участвует в самых различных процессах. Дыхание и полноценная жизнь клеток возможны потому, что железо, содержащееся в гемоглобине, помогает эритроцитам лучше связывать кислород и доставлять его во все уголки нашего организма.

Железо принимает участие в работе щитовидной железы, поддерживает хороший уровень иммунной защиты. Железо способствует выведению токсинов из организма, участвует в процессах регенерации, улучшает состояние кожи, структуру волос, ногтей. Многие ферменты и белки, необходимые нашему организму, содержат в своем составе железо, с его помощью контролируется синтез ДНК. Дефицит железа приводит к анемии, сильной утомляемости, снижению способности к обучению, повышенной чувствительности к холоду, потере работоспособности и выносливости, мышечной слабости, нарушению работы щитовидной железы, деформации ногтей, потере вкуса, болям по всему телу, нервным расстройствам.

Суточная потребность в железе составляет 15 мг в сутки. Железо содержится в очень многих продуктах питания, и трудностей с его получением не должно быть, однако нехватку в железе испытывают многие люди. Основными источниками железа считаются говяжья и телячья печень, белая рыба, яйца, моллюски, патока, гречневая крупа, сушеные грибы, какао, рожь и пшеница. Много железа в зеленых овощах, луке, редисе, репе, моркови, горчице, салате, щавеле, цветной и белокочанной капусте, зеленом горошке, фасоли, горохе и чечевице, огурцах, томатах, хрене, чесноке. Другие овощи содержат железа немного меньше: земляника, клубника, айва, абрикосы, яблоки, персики, груши, ежевика, черника, вишня, малина, смородина, сливы, сухофрукты, свекла, тыква, картофель. Чтобы железо, содержащееся в продуктах питания, усваивалось, нужно добавить к питанию продукты с большим содержанием витамина С: сок цитрусовых или шиповника, зелень укропа, петрушки, зеленый или репчатый лук. Идеальное сочетание железа и витамина С в зеленых листовых овощах.

Йод — в организме отвечает за нормальный рост человека. Йод поступает в организм с водой и продуктами питания, а также вместе с вдыхаемым воздухом и через кожу и накапливается в щитовидной железе. В организме йод участвует в процессе синтеза тироксина и трийодтиронина — гормонов, необходимых для нормальной работы щитовидной железы. Когда щитовидная железа функционирует нормально, ее клетки могут захватывать йод из крови. Обмен веществ при этом протекает нормально, а значит, йод оказывает влияние на работу всего организма. Йод очень важен для нормального роста и развития детей и подростков. Йод участвует в образовании костно-хрящевой ткани, синтезе белка, стимулирует умственные способности, улучшает работоспособность и уменьшает утомляемость. От содержания йода зависит нормальная работа нервной системы и состояние психики: растут и развиваются клетки, формируется эмоциональный фон, снижается раздражительность.

> **Нормальное содержание йода в организме облегчает сжигание жира во время соблюдения диеты, сохраняет активность и придает энергию, способствует здоровью кожи, волос, ногтей и зубов.**

Нехватка йода в организме может проявляться увеличением массы тела, слабостью, вялостью, быстрой утомляемостью, замедленностью умственных процессов. При дефиците йода снижается память, появляется раздражительность, повышенная чувствительность к холоду, выпадают волосы, сохнет кожа, нарушается менструальный цикл.

Суточная потребность в йоде составляет 150 мкг в сутки.

Натуральными источниками йода являются вода и некоторые продукты питания. Нужно как можно чаще есть морскую рыбу, морскую капусту, другие водоросли и морепродукты, лук, чеснок, свеклу, картофель, морковь, фасоль, клубнику, виноград, пшено и гречку. Соль лучше употреблять йодированную.

Марганец — принимает участие во многих жизненно важных процессах в организме человека. От него зависит нормальная функция центральной нервной системы, он участвует в выработке активных веществ, отвечающих за передачу нервных импульсов между волокнами нервной ткани.

Благодаря содержанию марганца в организме правильно образуются кости, он так же важен в этом процессе, как и кальций. Обмен многих витаминов, таких, к примеру, как С и Е, нормально протекает только в присутствии марганца. Он влияет на образование и рост новых клеток, помогает заживлению тканей, работе мозга и правильному метаболизму. Действие марганца предупреждает развитие остеопороза и ревматоидного артрита, потому что стимулирует процесс роста и восстановление хрящей. Особенное выраженное действие марганец оказывает на инсулиновый обмен.

> **Марганец способен вернуть тонус мышцам. Нормализует функцию яичников, приводит в норму работу всех половых желез. Развитие клеток любых органов и тканей не может нормально протекать без участия марганца.**

Марганец уменьшает воздействие токсинов на организм, он является антиоксидантом и может восстанавливать структуру многих тканей. В основном мы испытываем недостаток в марганце из-за того, что мало едим свежей растительной пищи.

При недостатке марганца возникает бесплодие, быстрая утомляемость, слабость и головокружение, понижено настроение, апатия, могут болеть мышцы, появляется избыточный вес.

Суточная потребность в марганце от 2,0 до 9,0 мг.

Продукты питания, содержащие марганец, — это прежде всего зерновые, особенно гречка, пшено, пшеница, рис, овсянка. Бобовые тоже богаты этим элементом, его много в фасоли, чуть меньше в горохе.

В основном марганец содержится именно в растениях: укропе, малине, черной смородине, бруснике, чернике, черемухе, землянике, моркови, шпинате, петрушке, зеленом чае, орехах.

Цинк — в нашем организме выполняет важнейшие биохимические функции: он принимает участие в десятках ферментативных реакций, процессах роста и полового созревания, помогает организму вырабатывать устойчивость к воздействию вирусов и инфекций, способствует синтезу белков и обеспечивает обмен нуклеиновых кислот.

> **Цинк — элемент, благодаря которому поддерживается и улучшается острота зрения. Он обеспечивает профилактику близорукости, позволяет глазам лучше адаптироваться в темноте. Вместе с витаминами группы В цинк регулирует работу нервной системы, снимает раздражительность, улучшает внимание и память, поднимает настроение.**

Содержится цинк в яблоках, апельсинах, лимонах, инжире, грейпфрутах, зеленых овощах, минеральной воде, меде, малине, черной смородине, финиках, большей части овощей, в большинстве морских рыб, в постной говядине, молоке, очищенном рисе, свекле обычной и сахарной, спарже, сельдерее, помидорах, картофеле, редьке, хлебе, дрожжах, луке, чесноке, неочищенном рисе, яйцах, в овсяной, ячменной муке, какао, патоке, желтке яиц, в мясе кроликов и цыплят, орехах, горохе, фасоли, чечевице, зеленом чае, сушеных дрожжах, кальмарах, в говяжьей печени и некоторых видах рыб, в отрубях из пшеницы, в проросших зернах пшеницы, тыквенных и подсолнечных семечках.

Медь — для организма является одним из самых важных веществ, и относится к незаменимым микроэлементам. В организме медь концентрируется в костях и мышцах, в крови, почках, печени. Неудивительно, что при ее нехватке нарушается работа всех жизненно важных органов. Роль меди в организме огромна, прежде всего, она принимает участие в построении многих необходимых нам белков и ферментов, а также в процессах роста и развития клеток и тканей. Медь необходима для нормального процесса кроветворения и работы иммунной системы. Без меди организму трудно и даже невозможно превращать железо в гемоглобин, аминокислота тирозин, являющаяся одним из основных факторов, отвечающих за цвет и состояние кожи и волос, тоже без меди не может в полной мере использоваться организмом.

Медь выполняет функцию снабжения клеток всеми веществами, необходимыми для нормального обмена: именно медь транспортирует железо из печени, поддерживая состав крови и нормальное состояние органов и тканей.

Если меди не хватает, то перенос железа не состоится, и оно останется лежать там, где накопилось, а это чревато неприятностями для здоровья организма. Участвуя в синтезе коллагена, необходимого для образования белкового каркаса скелетных костей, медь делает здоровыми и крепкими наши кости. Благодаря меди наши кровеносные сосуды принимают правильную форму, долго оставаясь прочными и эластичными. Медь способствует образованию эластина — соединительной ткани, образующей внутренний слой, выполняющий функцию каркаса сосудов.

Вместе с витамином C медь поддерживает иммунную систему в активном состоянии, помогая ей защищать организм от инфекций; ферменты, отвечающие за защиту организма от свободных радикалов, тоже содержат в своем составе медь. Упругость и эластичность кожи поддерживается с помощью коллагена — в его составе медь. Медь стимулирует активность гормонов гипофиза и поддерживает в норме эндокринную систему.

Так белки и углеводы в присутствии меди усваиваются намного лучше. Без меди не может нормально функционировать мозг и нервная система — медь является основным компонентом миелиновых оболочек, без которых нервные волокна не могут проводить импульсы, а потом просто разрушаются.

> **Суточная потребность в меди невелика, и той меди, которая попадает в организм вместе с продуктами, вполне бывает достаточно, так что нехватка этого элемента чаще обусловливается природными особенностями или нарушениями обменных процессов в организме.**

Много меди содержится в орехах и яичном желтке, печени, бобовых, злаках, кисломолочных продуктах, овощах, фруктах и ягодах. Медь содержится в свежем мясе животных, рыбе, морепродуктах, проросшей пшенице, сое, ржаном хлебе, спарже, картофеле, укропе, чае,

Селен — защищает нашу иммунную систему, повышая сопротивляемость организма к различным негативным воздействиям, вирусам и бактериям, предупреждая образование свободных радикалов, разрушающих наши клетки, уменьшает их количество в организме, контролирует жизнедеятельность каждой клеточки, предупреждая ее заболевание. Другая важнейшая функция селена — это его дружелюбие с витаминами Е и С. Данные витамины, как и сам селен, являются мощнейшими антиоксидантами, и они могут усиливать действие друг друга, предупреждая окисление клеток и тканей организма, и таким образом существенно замедлять их старение.

Защита иммунитета обеспечивается достаточным содержанием селена потому, что этот элемент способствует выработке антител, белых клеток крови — лейкоцитов, которые борются с инфекциями и воспалениями, принимает участие в выработке красных кровяных телец — эритроцитов, стимулирует образование макрофагов, клеток-киллеров и интерферона.

> Важнейшим свойством селена является его антиоксидантная активность. Без селена не проходит синтез необходимого фермента, который предупреждает окисление клеток. Селен парализует размножение плесневых грибов, уничтожает опасные ядовитые вещества, поражающие и разрушающие печень. Селен уменьшает воздействие токсинов, не позволяя им повреждать ткани, и участвует в образовании белков, необходимых для нормальной работы сердечных мышц.

Эндокринная система будет нормально работать только при условии достаточного содержания селена в организме, так как он участвует в образовании фермента, который контролирует выработку трийодтиронина. Это его свойство позволяет нормализовать работу щитовидной и поджелудочной желез, помогает организму усваивать жирорастворимые витамины, снижает общую утомляемость. При дефиците селена снижается работоспособность, теряется ясность мышления, слабеет иммунитет, склонность к простудам и кожным заболеваниям — возникают прыщи, гнойники, плохо заживают раны и травмы, ухудшается зрение.

Суточная потребность в селене от 20 до 100 мкг.

Селен содержится в оливковом масле, индейке, морепродуктах, морской капусте, в рыбе, а особенно в сельди, маслинах, бобовых, орехах, очень много в бразильских, в гречке, овсянке. Много селена в чесноке, пивных дрожжах, пшеничных отрубях, белых грибах и свином соленом сале.

Сера — в организме человека присутствует постоянно. Серу называют минералом красоты, так как при ее дефиците волосы начинают ломаться и тускнеть, а кожа блекнет и стареет. Синтез белков, необходимых для построения соединительных тканей организма, в свою очередь, не может происходить без серы, она является составной частью важнейших аминокислот. Кератин, являющийся элементом клеток кожи, волос, ногтей, тоже включает в себя много серы, она же входит в состав инсулина, без которого невозможен нормальный углеводный обмен.

В углеводах тоже есть сера, например в гепарине, который поддерживает кровь в жидком состоянии. В организме сера участвует во множестве необходимых для жизни процессов, взаимодействуя с витаминами группы B, поддерживающими здоровье нервной системы и обмен веществ. Клеточное дыхание и выработка желчи тоже происходит с участием серы, таким образом, она поддерживает равновесие во всех клетках, органах и системах нашего организма. Сера участвует в формировании хрящевой ткани, влияет на рост и гибкость, и эластичность костей, укрепляет мышечный каркас.

> Организму нужно вымывать шлаки и токсины из всех клеток — сера способствует этому, она повышает проницаемость мембран и нейтрализует токсичные вещества, накопленные внутри клеток. Многие ферменты, гормоны, витамины тоже синтезируются в организме при участии серы, благодаря ей поддерживается нормальный уровень сахара в крови.

Суточная потребность в сере от 4 до 6 г.

Для того чтобы организм получал достаточно серы, не следует исключать из своего рациона продукты животного происхождения. Именно в этих продуктах серы содержится больше всего, а именно в мясе, яйцах, морепродуктах, рыбе, молочных продуктах, сырах. В растительных продуктах сера тоже имеется, но все же в меньших количествах — в крупах, злаковых, бобовых, яблоках, винограде, крыжовнике, сливах, луке, чесноке, капусте, редьке, редисе, хрене, горчице, перце чили, шпинате, орехах и хлебе.

Самые полезные продукты питания для организма женщины

Первое место занимают кисломолочные продукты — это творог, кефир, сметана жирностью менее 20%, простокваша, ацидофилин. Затем следуют яйца, овсянка, гречка, орехи, особенно кедровые. Горсть кедровых орешков в день восполнит организм самыми необходимыми витаминами и минеральными веществами. Очень полезна говяжья печень и постное мясо и для здоровья и для красоты. Рыба, особенно морская, содержит огромное количество витаминов и минеральных веществ. Скумбрия просто предназначена для красоты и молодости. Ешьте фрукты и овощи в больших количествах. Салаты из свежих сезонных овощей с добавлением любого растительного масла и сметаной до 15% жирности. Сметана жирностью более 15% является «мертвой», кроме жира в этом продукте ничего полезного нет. Что такое сезонные овощи и фрукты? Зимние — белокочанная и цветная капуста, морковь, свекла, редька, картофель, яблоки, мандарины, апельсины, хурма. Не следует зимой злоупотреблять помидорами, огурцами, сладким перцем и зеленью, так как выращивают их в «искусственных» условиях и витаминов и минералов, так необходимых, увы, мизерное количество. А вот нитратов, нитритов и солей тяжелых металлов вы наедитесь с лихвой, что немедленно отразится на вашей коже, вследствие нанесенного ущерба организму в целом. Особенно пострадают почки. Летние — зелень, помидоры, огурцы, капуста летняя, кабачки, перец, баклажаны, репа, картофель, ягоды, яблоки, персики, абрикосы, виноград, алыча, арбузы, дыни. Это только приблизительный список, ведь летом овощей и фруктов произрастает в огромном количестве.

> **Не переедайте, и конечно, пейте больше чистой воды. Зеленый чай, травяной чай, морс, свежевыжатые соки (яблочный, морковный, яблочно-морковно-свекольный).**

Избавившись от вредных продуктов, начинайте употреблять полезные, содержащие в своем составе большой набор витаминов и минералов, способных насытить ваше тело и организм, и оно будет излучать энергию и здоровье.

Заключение

Итак, дорогие читательницы, надеюсь, что вы поняли, насколько важно для нашего организма, для его здоровья и красоты полноценное питание. Сочетая разнообразные продукты, можно оставаться привлекательной и молодой очень и очень долго. Уважайте физиологические возможности своего организма, переходите на комфортное для него полноценное питание.

Алфавитный указатель

Аборт 47
Антиперсперант 178, 179, 180, 181, 182
Аппетит 20, 191, 199
Ареола 28, 29, 30, 184
Астма 18, 20, 21, 22

БАД 10, 41, 43
Беременность 10, 29, 31, 32, 36, 47, 196
Бодифлекс 53
Боль 51, 156
Большая грудная мышца 30, 35, 56
Бронхи 21, 23
Бюстгальтер 26, 34, 49, 183

Валяние 169
Вибрация 146, 155, 174, 176
Витамины 11, 178, 188, 190, 191, 194, 195, 196, 197, 198, 199, 200, 201, 202, 203, 208, 209, 212, 214, 215, 216, 217
Волокна мышечные 60, 65, 96, 140, 209, 213

Гемоглобин 15, 16, 206, 207, 212
Гиподинамия 37, 38, 39, 144
Глина 11
Гормон 10, 11, 12, 26, 30, 33, 36, 41, 47, 200, 205, 208, 213, 216

Горчица 11, 192, 207, 216
График 25
Грудино-ключично-сосцевидная мышца 35
Грудная клетка 28, 48, 54, 56, 134
Грудное вскармливание 48

Двуглавая мышца плеча 16
Дельтовидная мышца 16
Диафрагма 23, 56, 57, 66, 99
Дыхание 17, 18, 19, 20, 38, 58, 62, 65, 69, 70, 96, 98, 122, 137, 138, 139, 140, 147, 190, 191, 205, 207

Железа
молочная 10, 12, 15, 17, 25, 28, 29, 30, 31, 32, 33, 34, 35, 36, 37, 38, 39, 40, 41, 42, 43, 44, 45, 46, 47, 48, 49, 50, 51, 52, 73, 89, 99, 132, 143, 144, 145, 146, 147, 148, 149, 150, 151, 152, 153, 154, 155, 156, 157, 158, 161, 162, 163, 164, 165, 166, 167, 168, 169, 170, 171, 172, 173, 174, 175, 176, 177, 181, 182, 183, 184, 185, 186, 195, 196, 197, 198, 199, 200
поджелудочная 33, 214

потовая 178, 179, 180, 181
щитовидная 13
Железо 178, 206, 207, 208, 212
Желудок 49, 66, 69, 99, 101, 189, 199
Женственность 47

Застой 17, 23, 38, 39, 46, 48, 89, 132, 143, 144, 158, 172
Зеркало 33, 134, 187

Измерения 26, 49
Иммунитет 40, 47, 206, 207, 212, 213, 214, 215
Имплантант 12, 13
Интервал 117, 122, 123
Инфекция 12, 13, 40, 47, 48, 195, 196, 198, 204, 211, 212, 214

Йод

Калий 201, 203, 204
Кальций 178, 196, 201, 202, 203, 204, 205, 209
Каркас 28, 34, 212, 216
Кислород 15, 16, 17, 23, 39, 46, 47, 51, 52, 53, 69, 89, 90, 99, 174, 197, 203, 205, 207
Кишечник 41, 49, 180, 188, 190, 191, 192, 199
Клетчатка 11. 32. 187
Климакс 48
Клювовидно-плечевая мышца 35
Компресс 11
Крем 11, 37, 50, 184
Кулак 78, 152, 160, 170

Лестничная мышца 35
Лимфа 22, 30, 39, 40, 41, 42, 43, 52, 143, 144, 145, 155, 167, 174, 184

Лимфодренаж 17, 37, 47, 144, 145, 146, 174
Лимфоотток 35, 48, 52
Лимфоцит 40, 42
Лифтинг 17, 144
Лопатки 62, 96, 136

Магний 178, 201, 204, 205
Марганец 178, 209, 210
Мастопатия 46
Медь 211, 212, 213
Мезотерапия 17
Менопауза 32
Микрофлора 47
Молочный синус 28
Мяч 91, 103, 104, 105, 108

Нагрузка 14, 21, 22, 26, 37, 65, 66, 69, 73, 74, 78, 79, 82, 86, 89, 98, 99, 101, 108, 117, 122, 123, 128, 140, 155, 178, 182. 200
Надавливание 108, 144, 146, 155, 170, 173

Объятья 122
Овуляция 31
Одежда 49, 142, 179
Оливковое масло 50, 193, 197, 215
Опухоль 39, 40
Осанка 133, 134, 135, 137, 139, 141, 142
Осложнения 12
Отягощение 150, 153, 158, 169

Передняя зубчатая мышца 35, 36
Пиление 164
Питание 23, 30, 37, 51, 132, 156, 167, 186, 187, 189, 191, 193, 195, 197, 199, 201, 203, 205, 207, 209, 211, 213, 215, 217, 218
Поглаживание 143, 144, 146, 147, 149, 150, 152, 155, 156, 166

Полотенце 108
Похудение 22, 36, 53
Прогестерон 31
Продолжительность 50, 147, 149, 150, 152, 153, 157, 158, 160, 161, 163, 164, 167, 169, 170, 172, 174, 176, 200
Пролактин 31
Противодействие 101, 120
Пульсация 51
Пунктирование 146, 155, 176

Разминание 166, 167
Разминка 60, 91
Расслабление 65, 73, 78, 90, 96, 98, 108, 128, 129, 140, 145, 147, 176, 183
Растирание 146, 155, 156, 157, 158, 161, 166
Растяжки 36, 92
Ребро 30

Самоконтроль 134
Самообследование 183, 184, 185
Самооценка 134
Свежесть 37, 51
Селен 213, 214, 215
Сера 215, 216
Симметрия 31, 65, 78, 79, 86, 89, 98, 117, 140, 183
Созревание половое 10
Сосок 30

Сосцевидная мышца 35
Спираль 147, 160
Строгание 163
Сустав 73, 85, 108, 116, 168, 173, 205
Сутулость 133, 134, 142

Талассотерапия 17
Тепло 21, 50, 149, 179, 182
Тонус 17, 24, 36, 37, 38, 44, 46, 58, 89, 90, 143, 144, 147, 187, 198, 210
Трапециевидная мышца 35
Тренировка 13, 14, 22, 50, 51, 91, 117, 182
Трофика 147

Усталость 17, 50, 51, 186, 199

Фиброз 12, 28
Фосфор 178, 196, 202, 203, 206

Цикл менструальный 31, 32, 209
Цинк 211

Широчайшая мышца спины 35
Штрихование 161

Эластичная лента 91, 108
Эстроген 12, 31

Язык 188, 189, 190, 191
Яичник 32, 33, 210

ИНТИМНАЯ ГИМНАСТИКА
ДЛЯ ЖЕНЩИН

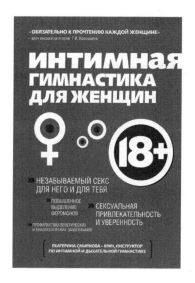

Интимная гимнастика, как монета, имеет две стороны. Одна — это крепкое гинекологическое здоровье, а вторая — уверенность, раскрепощение, секс и удовольствие. На какую бы сторону ни легла монета, женщина останется в весьма выгодном положении. Эта книга будет одинаково полезной всем: замужним, незамужним, молоденьким и прекрасным дамам бальзаковского возраста. Известный специалист в этой области Екатерина Смирнова, врач, инструктор по интимной и дыхательной гимнастики научит тебя упражнениям, которые помогут:

- ➢ укрепить интимные мышцы;
- ➢ регулярно испытывать множественные оргазмы;
- ➢ сделать ощущения во время секса ярче как для вас, так и для вашего партнера;
- ➢ развить иммунитет против половых инфекций;
- ➢ расширить границы эротических фантазий;
- ➢ стимулировать выработку феромонов, привлекающих внимание мужчин;
- ➢ отодвинуть климактический период;
- ➢ избавиться от многих венерических заболеваний;
- ➢ оздоровить организм в целом.

УПРАЖНЕНИЯ ДЛЯ УВЕЛИЧЕНИЯ ПЕНИСА

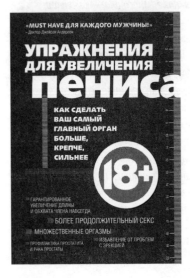

Данная книга изменит ваши представления об упражнениях, направленных на увеличение пениса раз и навсегда! Автор объединил свой опыт и опыт тысячи мужчин для описания специальных тренировок мышц полового члена. С помощью простых упражнений вы сможете достичь:

- больших размеров члена;
- более сильных и продолжительных эрекций;
- множественных оргазмов;
- долгого секса;
- увеличенной интенсивности при эякуляции;
- здоровой простаты и уменьшить риск развития рака и других заболеваний;
- большей уверенности в себе;
- более сильного либидо;
- более приятных ощущений во время секса как для вас, так и для вашего партнера;
- более здорового состояния полового члена и его сосудистой системы.

Рабочий журнал

Вы можете использовать рекомендуемый план занятий. Здесь правильно подобрана нагрузка, которая заставит ваши грудные мышцы интенсивно работать. Первые тренировки, как правило, кажутся самыми тяжелыми, но, увидев результат и ощутив пользу от занятий, желание заниматься, возрастет.

После того как вы немного освоитесь, легко сможете самостоятельно планировать занятия из полюбившихся вам упражнений. А пока проще будет заниматься по предложенному плану занятий. Удачи!

ПОКАЗАТЕЛЬ ЛИЧНОГО РЕЗУЛЬТАТА

Мои показатели	Начало	1 неделя	2 неделя	3 неделя	4 неделя	5 неделя	6 неделя	7 неделя	8 неделя
Обхват груди 1, см									
Обхват груди 2, см									
Обхват груди 3, см									
Высота груди, см									
Наполненность бюста (да/нет)									
Состояние железы, (плотн/рыхл)									
Состояние жирового слоя,									
Кожа (да/нет)									
Болезненность (да/нет)									

Обхват груди 1 — измерительная лента накладывается на лопатки, по спине идет горизонтально, верхним краем касаясь задних углов подмышечных впадин. Выходя из-под подмышечных впадин, лента замыкается спереди над основанием грудных желез.

Обхват груди 2 — измеряют в строго горизонтальной плоскости, спереди измерительная лента проходит через выступающие точки грудных желез (соски).

Обхват груди 3 — измеряют под грудными железами в горизонтальной плоскости.

Высота груди — измеряется измерительной лентой от соска до ключицы (при подтяжке грудной мышцы расстояние постепенно уменьшается).

Наполненность бюста — определяется визуально перед зеркалом.

Состояние железы — определяется прощупыванием, следует самостоятельно определить какая структура железы рыхлая или плотная.

Состояние жирового слоя — определяется прощупыванием, следует самостоятельно определить слой подкожной жировой клетчатки. Если на ощупь хорошо прощупываются только железа, нет мягкости и сглаженности, то слой подкожного жира менее 1,5 см.

Кожа — смотрим состояние тонуса кожи.

Болезненность — определяется прощупыванием.

ПЛАН ТРЕНИРОВОК ПЕРВОГО УРОВНЯ

ЗАНЯТИЕ	РАЗМИНКА. Упражнение / время выполнения / стр.			ОСНОВНАЯ ЧАСТЬ. Упражнение / кол-во повторов или минут / стр.			ОЩУЩЕНИЯ ОТ ЗАНЯТИЙ
1 (15 мин) Не менее 3 дней	«Утро» «Сведение лопаток - 1»	3 мин 3 мин	Стр. 60 Стр. 62	«Молитва» «Алмаз» «Силач»	5-7 раз 5-7 раз 5 мин	Стр. 65 Стр. 70 Стр. 78	
2 (20 мин) Не менее 5 дней	«Утро» «Сведение лопаток - 1»	3 мин 3 мин	Стр. 60 Стр. 62	«Молитва» «Алмаз» «Силач» «Петля»	5-7 раз 5-7 раз 5 мин 5 мин	Стр. 65 Стр. 70 Стр. 78 Стр. 73	
3 (25 мин) Не менее 15 дней	«Утро» «Сведение лопаток - 1»	3 мин 3 мин	Стр. 60 Стр. 62	«Молитва» «Алмаз» «Силач» «Петля» «Танец» «Бабочка»	7 раз 7 раз 5-7 раз 5-7 раз 5-7 раз 5-7 раз	Стр. 65 Стр. 70 Стр. 78 Стр. 73 Стр. 82 Стр. 86	

ДОПОЛНИТЕЛЬНЫЕ ЗАПИСИ

ПЛАН ТРЕНИРОВОК ВТОРОГО УРОВНЯ

ЗАНЯТИЕ	РАЗМИНКА. Упражнение / время выполнения / стр.			ОСНОВНАЯ ЧАСТЬ. Упражнение / кол-во повторов или минут / стр.			ОЩУЩЕНИЯ ОТ ЗАНЯТИЙ
1 (15 мин) Не менее 5 дней	«Доброе утро» «Сведение лопаток - 2»	3 мин 3 мин	Стр. 91 Стр. 96	«Березка» «Сводка» «Кто кого»	5 раз 5 раз 5 раз	Стр. 98 Стр. 116 Стр. 120	
2 (20 мин) Не менее 5 дней	«Доброе утро» «Сведение лопаток - 2»	3 мин 3 мин	Стр. 91 Стр. 96	«Березка» «Сводка» «Кто кого» «Объятья» «Венец»	5 раз 5 раз 5 раз 5 раз 5 раз	Стр. 98 Стр. 116 Стр. 120 Стр. 122 Стр. 126	
3 (30 мин) Не менее 20 дней	«Доброе утро» «Сведение лопаток - 2»	3 мин 3 мин	Стр. 91 Стр. 96	«Березка» «Сводка» «Кто кого» «Объятья» «Венец» «Саранча» «Мячик» «Пловец»	5 раз 5 раз 5 раз 5 раз 5 раз 5 раз 5 раз 5 раз	Стр. 98 Стр. 116 Стр. 120 Стр. 122 Стр. 126 Стр. 101 Стр. 103 Стр. 108	

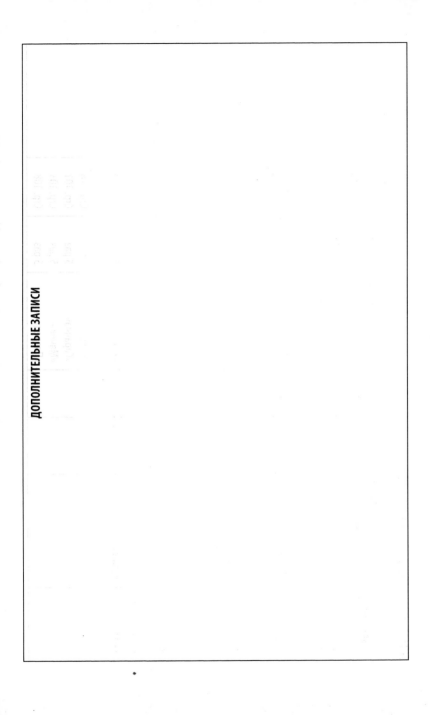

ПЛАН САМОСТОЯТЕЛЬНЫХ ТРЕНИРОВОК

ЗАНЯТИЕ	РАЗМИНКА. Упражнение / время выполнения / стр.			ОСНОВНАЯ ЧАСТЬ. Упражнение / кол-во повторов или минут / стр.			ОЩУЩЕНИЯ ОТ ЗАНЯТИЙ

ДОПОЛНИТЕЛЬНЫЕ ЗАПИСИ

ПЛАН САМОСТОЯТЕЛЬНЫХ ТРЕНИРОВОК

ЗАНЯТИЕ	РАЗМИНКА. Упражнение / время выполнения / стр.			ОСНОВНАЯ ЧАСТЬ. Упражнение / кол-во повторов или минут / стр.			ОЩУЩЕНИЯ ОТ ЗАНЯТИЙ

ДОПОЛНИТЕЛЬНЫЕ ЗАПИСИ

ПЛАН САМОСТОЯТЕЛЬНЫХ ТРЕНИРОВОК

ЗАНЯТИЕ	РАЗМИНКА. Упражнение / время выполнения / стр.			ОСНОВНАЯ ЧАСТЬ. Упражнение / кол-во повторов или минут / стр.			ОЩУЩЕНИЯ ОТ ЗАНЯТИЙ

ДОПОЛНИТЕЛЬНЫЕ ЗАПИСИ

ПЛАН САМОСТОЯТЕЛЬНЫХ ТРЕНИРОВОК

ЗАНЯТИЕ	РАЗМИНКА. Упражнение / время выполнения / стр.			ОСНОВНАЯ ЧАСТЬ. Упражнение / кол-во повторов или минут / стр.			ОЩУЩЕНИЯ ОТ ЗАНЯТИЙ

ДОПОЛНИТЕЛЬНЫЕ ЗАПИСИ

Научно-популярное издание

Смирнова Е.

УПРАЖНЕНИЯ ДЛЯ УВЕЛИЧЕНИЯ ГРУДИ

Ответственный редактор *П. Вяткина*
Художественный редактор *П. Петров*
Компьютерная верстка *Т. Киреева*

ООО «Издательство «Эксмо»
127299, Москва, ул. Клары Цеткин, д. 18/5. Тел. 411-68-86, 956-39-21.
Home page: www.eksmo.ru   E-mail: info@eksmo.ru

Оптовая торговля книгами «Эксмо»:
ООО «ТД «Эксмо». 142702, Московская обл., Ленинский р-н, г. Видное,
Белокаменное ш., д. 1, многоканальный тел. 411-50-74.
E-mail: reception@eksmo-sale.ru

**По вопросам приобретения книг «Эксмо» зарубежными оптовыми
покупателями** обращаться в отдел зарубежных продаж ТД «Эксмо»
E-mail: international@eksmo-sale.ru

International Sales: International wholesale customers should contact
Foreign Sales Department of Trading House «Eksmo» for their orders.
international@eksmo-sale.ru

**По вопросам заказа книг корпоративным клиентам, в том числе в специальном
оформлении,** обращаться по тел. 411-68-59, доб. 2299, 2205, 2239, 1251.
E-mail: vipzakaz@eksmo.ru

**Оптовая торговля бумажно-беловыми и канцелярскими товарами для школы
и офиса «Канц-Эксмо»:** Компания «Канц-Эксмо»: 142700, Московская обл., Ленинский р-н, г. Видное-2, Белокаменное ш., д. 1, а/я 5. Тел./факс +7 (495) 745-28-87
(многоканальный). e-mail: kanc@eksmo-sale.ru, сайт: www.kanc-eksmo.ru

Полный ассортимент книг издательства «Эксмо» для оптовых покупателей:
В Санкт-Петербурге: ООО СЗКО, пр-т Обуховской Обороны, д. 84Е.
Тел. (812) 365-46-03/04. **В Казани:** Филиал ООО «РДЦ-Самара»,
ул. Фрезерная, д. 5. Тел. (843) 570-40-45/46. **В Самаре:** ООО «РДЦ-Самара»,
пр-т Кирова, д. 75/1, литера «Е». Тел. (846) 269-66-70.
В Екатеринбурге: ООО «РДЦ-Екатеринбург», ул. Прибалтийская, д. 24а.
Тел. +7 (343) 272-72-01/02/03/04/05/06/07/08.
В Новосибирске: ООО «РДЦ-Новосибирск», Комбинатский пер., д. 3.
Тел. +7 (383) 289-91-42. E-mail: eksmo-nsk@yandex.ru.
В Киеве: ООО «РДЦ Эксмо-Украина», Московский пр-т, д. 6.
Тел./факс: (044) 498-15-70/71. **В Донецке:** ул. Артема, д. 160. Тел. +38 (062) 381-81-05.
В Харькове: ул. Гвардейцев Железнодорожников, д. 8. Тел. +38 (057) 724-11-56.
Во Львове: ул. Бузкова, д. 2. Тел. +38 (032) 245-01-71.
Интернет-магазин: www.knigka.ua. Тел. +38 (044) 228-78-24. В Казахстане:
ТОО «РДЦ-Алматы», ул. Домбровского, д. 3а. Тел./факс (727) 251-59-90/91.
RDC-Almaty@eksmo.kz

Подписано в печать 25.07.2012. Формат 60x84 $^{1}/_{16}$.
Печать офсетная. Усл. печ. л. 14,0.
Тираж 4000 экз. Заказ 5732.

Отпечатано с готовых файлов заказчика
в ОАО «Первая Образцовая типография»,
филиал **УЛЬЯНОВСКИЙ ДОМ ПЕЧАТИ**
432980, г. Ульяновск, ул. Гончарова, 14

ISBN 978-5-699-57773-6